U0325230

热爱生活
相信未来

妈妈抱抱之

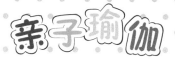

〔法国〕索菲·迪穆泰
〔法国〕艾米丽·比赞 著
赵娟 译

译林出版社

宝宝的生活料理与能力培养

		增加安全感	培养能力	照顾宝宝
妈妈的产后恢复和身体锻炼	放松身体	怀抱式 P.32	童车的使用 P.158/背部按摩 P.202/妈妈船 P.204	舒适的坐姿 P.188/假眠式 P.196
	保护背部		摇摇式 P.128/如何背起宝宝 P.170/阅读时光 P.192	支撑式 P.36/如何抱起宝宝 P.168/上岸式 P.174
	会阴的恢复与收紧		三角式 P.194	和宝宝一起入睡 P.198
	恢复身体机能与活力		在妈妈背上翻跟头 P.218	半蹲式 P.182
	拉伸身体		陶醉的小船 P.148	直立式 P.176/椅边瑜伽 P.186/手部压墙式 P.190

宝宝的生活料理与能力培养			
	增加安全感	培养能力	照顾宝宝
妈妈的产后恢复和身体锻炼 练习力量		和宝宝一起翻滚 P.140/ 开小火车 P.146/ 妈妈马 P.208/ 爬上妈妈的身体 P.220/ 半空翻转 P.228	在妈妈的背上滑滑梯 P.172/ 坐蹲式 P.180
紧实肌肉		橄榄球球员式 P.100/ 宝宝圆舞曲 P.144/ 一棵小树 P.210	青蛙式 P.230
	包围式 P.34/ 胎儿式 P.44/ 裹面粉式 P.142	翻身练习 P.38/ 船头式 P.74/ 面朝前方的抱姿 P.120/ 仰面式 P.162/ 球类游戏 P.164/ 球冲锋啦! P.222/ 头部垂下式 P.224/ 翻身式 P.226	背部按摩与侧卧位更换纸尿裤 P.40/ 骑树枝式 P.42/ 帮助消化式 P.46

亲子交流	宝宝喝奶	
双腿悬空式 P.80/滑滑梯 P.82/跷跷板式 P.104/月亮上的小麻雀 P.212		半边桥式 P.76/吊桥式 P.78/转身式 P.136/战士式 P.150/开大船式 P.154
飞起来 P.130/妈妈桌 P.206		轻柔腹肌运动 P.86

功能索引

妈妈篇

62	猫式	缓解颈、背部的疲劳和疼痛，从上而下地放松
64	英雄式	放松臀部，减轻背部受力，轻松地与宝宝互动
66	鳄鱼式	伸展脊椎，上半身得到放松，帮助恢复会阴部
68	眼镜蛇式	伸展背部，按摩腹部，预防因哺乳引起的驼背
3+ 瑜伽 恢复身体		
76	半边桥式	舒展背部，增加腹部力量，还可以与宝宝互动
78	吊桥式	恢复力量，放松上背部，增加骨盆和腹部力量
80	双腿悬空式	刺激循环系统，恢复腿部力量，进行亲子交流
82	滑滑梯	锻炼腹部、腿部的力量，同时和宝宝玩滑滑梯
84	坐飞机	恢复会阴部位，练习腿部力量，陪宝宝一起玩
86	轻柔腹肌运动	恢复腹横肌，紧实腹肌，收紧肋骨，平衡腿部
88	鱼式	缓解抱宝宝和哺乳引起的驼背、小背凹陷问题
90	扭转式	恢复呼吸系统和消化系统的功能，身体有活力

92	紧贴地板式	缓解长期抱宝宝引起的上背、颈部和腰部疼痛
94	紧贴墙壁式	拉伸脊椎，收紧腹部肌肉，扩大关节运动幅度
96	座椅式	保护背部，还可以锻炼腹部、骨盆和大腿肌肉
98	手抱式	拉伸整个身体，收紧腹部肌肉，和宝宝一起玩
100	橄榄球球员式	锻炼腿部肌肉，减轻背部受力，实现亲子互动
102	屋顶式	伸展脊椎，锻炼手脚的韧性，帮助会阴部收紧
104	跷跷板式	舒展全身，增强腿部力量，还可进行亲子互动
106	亲亲式	放松背部，训练各关节的柔韧性，和宝宝交流
108	双腿打开式	舒展双腿，使身体更柔软，还可以和宝宝交流
110	完美体式	放松臀部，让身体柔软，更轻松地和宝宝互动
112	完全放松式	放松背部、臀部，使腹部、腿部肌肉变得结实
114	收缩式	增加腹部弹性，放松背部，使会阴等恢复收缩

116	鸽子式	放松臀部，伸展背部、腿部、腰部，按摩腹部
118	坐位扭转式	帮助消化，恢复身体能量，疏通身体各个组织
122	会跳舞的树	增强平衡感，集中注意力，锻炼腿、背部肌肉

7+ 瑜伽 缓解疲劳

128	摇摇式	拉伸背部，锻炼腹部的肌肉，和宝宝一起游戏
130	飞起来	锻炼腹部肌肉，收缩骨盆、会阴，与宝宝游戏
134	孩童——猫咪式	伸展腿部坐骨，拉伸脊椎，可以进行亲子互动
136	转身式	打开胸腔，锻炼四肢的力量，有助于亲子交流
138	对角线式	伸展四肢，放松全身，锻炼腹部、腿部的力量
140	和宝宝一起翻滚	锻炼腿部、手腕的力量，可以和宝宝一起游戏
144	宝宝圆舞曲	锻炼臀部、腹部肌肉，同时训练身体的平衡感
146	开小火车	锻炼背部肌肉，让臀部更灵活，增强腿部力量
148	陶醉的小船	有助于背部挺直、臀部打开，锻炼头部、颈部

150	战士式	增强腿部力量，锻炼平衡感，有助于背部伸展
152	平衡式	训练平衡感，用该体式俯身取物时可保护背部
154	开大船式	锻炼腹部力量，强健颌骨关节、胸腹、双腿等
156	下蹲式	培养平衡感，有益于腰、骨盆，锻炼腿部力量
158	童车的使用	照顾宝宝更轻松、更省力，让妈妈休息一下下

12+ 瑜伽 减轻负担

168	如何抱起宝宝	用该体式抱起宝宝可练习腿部力量、保护背部
170	如何背起宝宝	用该体式背起宝宝，重心更稳，更省力、舒适
172	在妈妈的背上滑滑梯	用该体式放下宝宝可以练习背部和双臂的力量
174	上岸式	用该体式抱起宝宝可避免背部和斜方肌的损伤
176	直立式	该体式帮宝宝穿衣、收玩具可伸展背部和四肢
180	坐蹲式	练习腿部和骨盆力量，对背部、消化系统有益
182	半蹲式	用该体式给宝宝穿鞋，能更好地保持身体平衡

184	头部下垂式	锻炼肌肉，拉伸脊椎，加强手臂、双脚的力量
186	椅边瑜伽	在照看宝宝的同时拉伸脊椎，锻炼腿部、背部
188	舒适的坐姿	保护背部、膝盖，有益臀部、骨盆，放松腰部
190	手部压墙式	用该体式俯身取物可以帮妈妈伸展脊椎、双腿
192	阅读时光	用该体式和宝宝一起阅读可保背部，练习韧性
194	三角式	增强腿部的韧性，拉升背部，对会阴收紧有利
196	假眠式	让妈妈释放压力，让身体各部位得到彻底放松
198	和宝宝一起入睡	陪宝宝睡觉的同时锻炼会阴部收紧，放松背部
18+ 瑜伽 训练力量		
202	背部按摩	让妈妈伸展脊椎，放松全身，享受宝宝的按摩
204	妈妈船	练习背部的肌肉，享受宝宝的按摩，放松身体
206	妈妈桌	锻炼腹部肌肉，练习四肢力量，还可亲子交流
208	妈妈马	增强妈妈双腿力量，紧实腹部肌肉，伸展手臂

210	一棵小树	帮助腹部肌肉收紧，增强腹部力量，伸展四肢
212	月亮上的小麻雀	拉伸身体，加强腿部力量，训练身体的柔韧性
214	恋上瑜伽	训练身体的灵活性，锻炼四肢力量，亲子游戏
216	独轮车式	有益背部，训练身体灵活性，还能和宝宝互动
218	在妈妈背上翻跟头	训练妈妈身体的灵活性，锻炼背部、手臂力量
220	爬上妈妈的身体	增强妈妈腰部、背部的力量，收紧双腿的肌肉
228	半空翻转	练习妈妈双手、背部的力量，训练身体灵活性
230	青蛙式	锻炼腿部肌肉，训练平衡，增强髋关节灵活度
哺乳瑜伽 选择舒适的哺乳姿势		
234	水平式哺乳	减轻妈妈会阴部的负担，哺乳时身体会更轻松
236	侧倾式哺乳	帮助妈妈放松背部，身体能够得到很好的休息
238	后仰式哺乳	从头到脚都得到放松，方便观察宝宝喝奶情况
240	盘腿哺乳	避免拉伤妈妈的背部，哺乳时身体感觉更舒适

功能索引

宝宝篇

48	自制背巾	增加安全感，便于宝宝观察四周、感知新世界
	3+ 瑜伽 适应环境	
74	船头式	借助妈妈的力量完成趴的动作，避免颈部受伤
100	橄榄球球员式	妈妈的摇晃可以增加安全感，有助于观察世界
120	面朝前方的抱姿	帮助宝宝观察世界，逐渐培养学习走路的意识
	7+ 瑜伽 感知世界	
128	摇摇式	妈妈的摇晃可以增加安全感，同时训练平衡感
140	和宝宝一起翻滚	刺激前庭感受器官发育，换一个角度观察世界
142	裹面粉式	借助妈妈力量完成翻滚动作，帮宝宝放松情绪
144	宝宝圆舞曲	刺激前庭系统的发育，帮宝宝拥有不同的视角
146	开小火车	帮助宝宝背部挺直，让宝宝感受动态中的世界
148	陶醉的小船	帮宝宝练习双腿打开，培养宝宝自身的平衡感
158	童车的使用	正确的使用可以促进背部发育，学会平衡身体

| 162 | 仰面式 | 让宝宝在游戏中学会平衡,打开胸部,伸直背 |
| 164 | 球类游戏 | 锻炼前庭功能和背、腹部的肌肉,增强平衡感 |

12+ 瑜伽 探索世界

170	如何背起宝宝	在妈妈的保护下练习向上爬,训练四肢的力量
192	阅读时光	培养宝宝阅读意识,帮助宝宝练习膝盖、双腿
198	和宝宝一起入睡	妈妈安抚可增加宝宝的安全感,帮助宝宝入眠

18+ 瑜伽 学习平衡

202	背部按摩	以安全的方式让宝宝练习爬行,协调动作能力
204	妈妈船	提高难度训练宝宝平衡感,同时保障宝宝安全
208	妈妈马	在和妈妈玩耍的过程中训练宝宝自身的平衡感
210	一棵小树	在晃动中训练宝宝平衡感,同时保障宝宝安全
218	在妈妈背上翻跟头	帮助宝宝完成翻跟斗动作,同时保障宝宝安全
220	爬上妈妈的身体	培养宝宝的平衡感,帮助宝宝练习四肢的力量

222	冲锋啦!	提高难度训练宝宝的平衡感，增加宝宝的力量
224	头部垂下式	帮宝宝完成翻跟斗动作，让他换个角度看世界
226	翻身式	培养宝宝平衡感和空间感，训练他的前庭系统
228	半空翻转	以该体式背起宝宝可锻炼他的平衡感和空间感
哺乳瑜伽 选择舒适的哺乳姿势		
236	侧倾式哺乳	该体式让宝宝在喝奶时感觉更舒服，减少吐奶
238	后仰式哺乳	可以控制宝宝喝到的奶量，并能帮助宝宝打嗝

目录

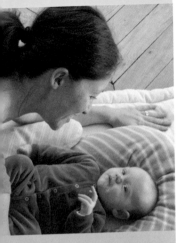

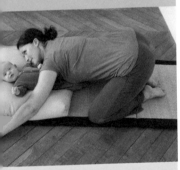

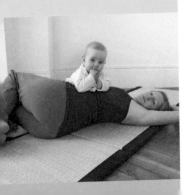

7+ **行动，直立**

19

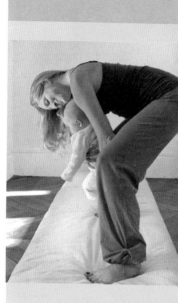
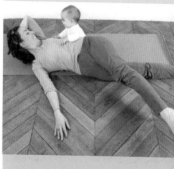
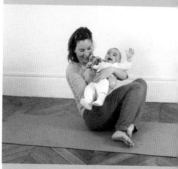

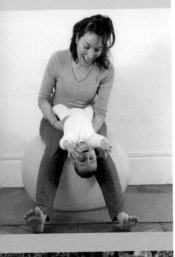

12+ 24小时随时做瑜伽

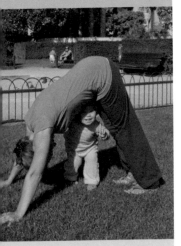

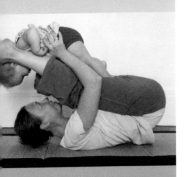

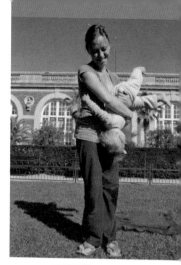

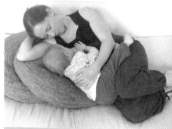

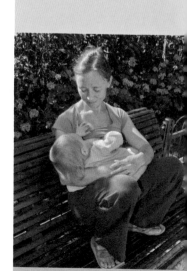

零难度亲子瑜伽

当人们谈起瑜伽的时候，常常会想到冥想、瑜伽垫、瑜伽课、瑜伽老师等，总之，都是与日常生活比较脱离的。不可否认，当人们比较有规律地练习瑜伽时，瑜伽可以为你带来心情的愉悦和身体的舒适。但是这些复杂的瑜伽体式无法在生活中随时随地地练习。

这对宝宝来说却是另外一回事。很多父母可能觉得需要大人给宝宝教简单的瑜伽动作，而事实上，对于宝宝来说，他们无时无刻都在进行着瑜伽。在宝宝1岁之后，你好好观察，一定能发现这一点。

尽管如此，我们还是应该给宝宝提供比较舒适的环境，帮助他做一些比较自然的体式，并养成良好的习惯。但是注意，所有拔苗助长的干预都可能让宝宝丧失他的自然天性。和宝宝一起玩耍，陪伴他度过美好时光才是最终的目的。任何的强制约束都不能教会宝宝什么！因此**不要强迫宝宝，只是给他建议，他会自己做决定**。

为了避免背部疼痛、脊椎前凸或是后凸，妈妈也不要急于做复杂的瑜伽动作。瑜伽应该对身体起到积极的帮助。

希望通过这本书，让妈妈和宝宝在日常生活中能有瑜伽的陪伴。将宝宝抱在怀里，和他一起游戏，帮他整理玩具，喂他吃奶，当他洗澡的时候自我放松……这些姿势本书中都有提到，但都只是建议。对于具体哪些可以操作，你要根据自己的身体灵活性和宝宝的个性来决定。

个人瑜伽或亲子瑜伽

有一些瑜伽体式需要和宝宝一起完成，有一些则不需要宝宝。这个取决于你们双方的意愿。仔细观察你的宝宝，他同样可以教给你一些姿势。书中的体式中很多都是根据现阶段的妈妈和宝宝特定的——这就是为什么这些体式的名字都不是瑜伽中最初就有的，而是根据动作创新的。

不必苛求完美！其实宝宝并不知道瑜伽体式的具体名字和准确动作，但是这才是真正的瑜伽！

本书按宝宝的成长一共分成五个阶段：1 月龄 +，3 月龄 +，7 月龄 +，12 月龄 +，18 月龄 +，最后还有一个哺乳瑜伽。

当然了，要循序渐进地练习！在生产完的最初几周里，能否尝试瑜伽，一定要征询医生的意见——即使是最简单的、没有任何危险的放松动作。会阴部位的恢复非常重要，虽然书中有一些针对这一方面的体式，但是能否进行，还是要咨询助产士或是专业的医生，以避免出现臀部、骨盆或是会阴部位的损伤。

给宝宝自由的空间

自由的活动，顺畅的呼吸，以及良好的消化很大程度上都和宝宝穿的衣服有关系。

如果你希望宝宝能够24小时做瑜伽，就应该为他准备不要妨碍他攀爬、转身、跑来跑去的玩耍等自由活动的衣物。

尤其不能让他感觉呼吸不自在。很多新生儿的衣服或是尿布上，都有可以束紧的带子……可是宝宝是采用腹部呼吸的，如果束紧带子，就会让宝宝呼吸不畅，活动不便，最主要还会影响消化。如果宝宝不喜欢蜷曲成一团，就不要勉强一定要束紧衣服上的带子。而且你可以为宝宝用背带（在最初的几个月背带是最理想的），可以将宝宝的双腿并拢，横抱于你身体的一侧；也可以将宝宝的双腿分开，分别放于你身体的两侧，但是切记他的衣物和尿片一定要非常柔软。

为宝宝挑选合适的衣物

为了方便宝宝活动，在选择衣物的时候，可以选择平针织物、棉毛织物、线圈织物、连体衣等，并且考虑在为宝宝换衣服时，方便解开搭扣的衣物。背带裤就不要选择了，因为背带裤往往都不够柔软。对于还不会走路的宝宝，裙子也要避免。

冬天，如果宝宝穿上羽绒服的话，就像一个"米其林轮胎宝宝"，胳膊很容易呈藕节状，活动很不方便。有一些连体衣物，材质非常柔软，且轻便保暖，宝宝穿上可以自由活动。

在宝宝刚出生的几个月，选择质地优良的睡袋非常合适，到了3、4个月之后，就要选择连体睡衣了，这样可以方便宝宝活动。过了1岁的宝宝，你会发现夜里常常蜷缩着，弓着背睡，这样其实对他的背部是有好处的。（参考第14式蚕茧式 P.58）

尿片和鞋子也要柔软

如果可能的话，为宝宝选择带有皮筋的尿片，而且注意不要勒得太紧。如果选择的是可以漂洗的尿片，一定要选择足够柔软的，并将具有吸附性的一边贴近宝宝。

如果可能或是条件允许的话，在外面玩耍时，完全可以让宝宝打赤脚，比如在沙地上玩的时候，光着脚也不会滑倒。这对于准备做瑜伽也非常的有利。

在家时，为了避免滑倒，要为宝宝选择柔软的拖鞋。

在宝宝还没有完全学会走路时，不要急于给他买鞋子。过早地穿上鞋子，并不能帮助宝宝学会站立，反而是有害的。这样做可能会让宝宝的踝骨肌肉过于发达，从而缺乏平衡感。

宝宝的第一双鞋子，应该选择鞋底柔软到可以弯曲的。当你带宝宝回家，或是送宝宝去幼儿园，为他脱掉鞋子时，不要让他觉得脚后跟不舒服。

为你自己选择舒适的衣物

如果你打算要自己一个人或是和宝宝一起做瑜伽，

就要考虑所穿的衣服是否利于活动自由、利于呼吸顺畅。选择宽松的衣物，能让你觉得轻松自在。因为它不仅可以让你利用腹部进行呼吸，而且利于消化，方便骨盆活动，避免背部拱起。选择有弹性腰带的衣物，避免选择腰带过紧，或是上面带有很紧带子的衣物。轻便的棉质或是亚麻裤子，都是不错的选择。

同时注意不要穿高跟的鞋子，这样不仅会让你的姿势变得不标准，同时会给脚尖和脚趾造成很大的压力。可以选择稍有一点跟的、宽松的、鞋底舒适的鞋子，即使是在做下蹲的体式时，也毫无问题……所有的东西以舒服为准。

好了，开始练习吧！

1+

轻柔，放松

妈妈篇

生产对于女性的身体来说是一场大灾难，从分娩前的几周起，准妈妈的身体就会变得很虚弱。分娩之后回到家中，不论是母乳喂养还是人工喂养，妈妈们都要开始围着宝宝转了。为了使自己不要那么辛苦，一来妈妈们不能长时间站立；二来要让孩子爸爸尽量多分担一些。

在这一阶段，进行复杂的瑜伽动作还为时过早，但是简单的冥想和放松可以尽快让产妇的某些身体部位恢复元气，如腹部、背部及会阴部。

刚生产完，尽量不要抱着宝宝下床走动尤其是在夜里。

妈妈们可能会很容易疲劳（特别是剖腹产的女性），这时可以在妈妈的床上围起一小块地方，垒成一个"小窝"，让宝贝变成一个蚕宝宝。这样可以避免你一天之内要把宝宝从他的摇篮床上抱起放下无数次。

尽量不要去做一些过于用力的瑜伽体式，因为瑜伽垫对于这一阶段的妈妈们来说仍然太敏感，会使你分娩后的身体更加虚弱。

平躺的体式可以使你的腹部逐渐恢复力量，不要去尝试站立，或是俯身的体式（骨盆朝上），这样易使会阴部的肌肉紧张，产生不适。

剖腹生产的妈妈们，要等到你的医生或是助产士同意才可以尝试一些体式，注意要避免做一些压到腹部的动作。

在家里可以多准备一些垫子，在你需要给宝宝喂奶或是自己放松的时候用，尽量让宝宝呆在你的身边，多和他相处。忘记其他一切事情，和宝宝一起快乐生活。

宝宝篇

要为新生宝宝提供一个相对平静和安宁的环境。对于他们来说，这一阶段还需要大量的睡眠，当然醒来之后，宝宝大部分时间都喜欢让你抱着他。就像 Philippe grandsenne 博士（法国育婴专家）所说，这一时期的宝宝其实仍然是"体外胎儿"。他喜欢像胎儿时期一样，周围有一个安全的，被包裹的环境来慢慢适应这个世界。所以对于刚出生的宝宝，尤其是出生后的前三个月，妈妈的主要任务是将宝宝包在襁褓里，为宝宝营造安全感，让他远离噪音、恐惧和纷争。当然这一阶段仍然有很多问题，比如夜间哭闹、消化不良、反胃吐奶等。应该找一些简单的姿势来帮助宝宝缓解这些问题，并帮助宝宝在出生的前几个月逐渐地适应外部环境。

1

怀抱式

这一姿势非常简单且让人放松，你可以在宝宝没有入睡的时候随时练习。

将你的肩膀、胳膊和头部枕在一个月牙垫上，以便身体能够稍稍弯曲。

让宝宝的头部枕在你的肩膀和胸部，轻轻地把他抱在怀里。你也可以在腿部下面加一个垫子来放松你的腿部。

这一姿势，可以使你完全放松，并集中于自己和宝宝的呼吸，让你感受他压在你肩膀、胸部和腹部的力量。

如果需要的话，你也可以在头部和背部多加几个垫子，好让自己更加放松。

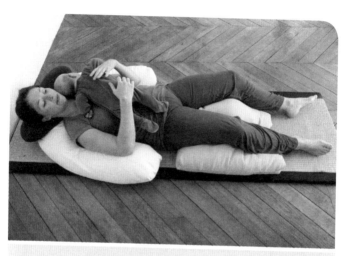

　　像宝宝一样，放下所有的压力，放松四肢，感受身体的重量。想象自己在某个人的怀里，深深地呼气，享受不去想现在是白天还是黑夜的感觉。

33

2

包围式

宝宝需要感受到在周围有物体将他包围起来，就好像呆在你肚子里一样。在宝宝仰睡的时候，用东西将他围绕起来，仿佛裹在一个蚕茧里。这样可以减少宝宝的惊跳，这种惊跳我们称之为"莫罗反应"，它常常发生在宝宝睡着或是刚刚醒来的时候。这是一种自我保护，因为宝宝在你的肚里被包围的环境下已经生活了9个月了，他不喜欢周围空空如也，没有安全感。你也可以考虑再用垫子稍稍地抬起宝宝的胳膊和腿部，以减少他的惊跳。

建议你给新生儿专门买一个椭圆形的垫子，把它放在小床上，或是放在爸爸妈妈大床的中间，这样即使夜里宝宝也会感觉很安全。当然如果是带蓬的童车或是带柄的摇篮也同样可以，而且方便你照顾他。

你也可以在宝宝的头部和肩膀下放一个大靠垫，再将一个比较厚实的月牙形的垫子放在宝宝的膝盖和脚丫下，这样可以使宝宝的双腿更加自如地张开。

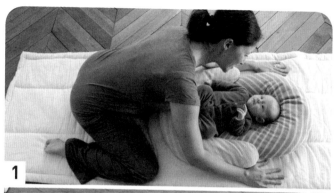

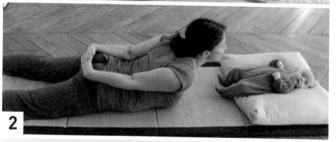

图1：将宝宝包围起来，可以让他更放松地和你交流。如果宝宝想要翻身或是活动的时候，慢慢地撤走垫子。

图2：U形垫、月牙垫或是方形垫，这几款垫子你都可以经常随身携带，在你和宝宝一起做瑜伽的时候非常好用。

莫罗反应，也称莫罗反射（Moro Reflex），是人类婴儿反射的一种，又名惊跳反射。这是一种全身动作，在婴儿仰躺着的时候看得最清楚。突如其来的刺激都会引起惊跳反射。出现惊跳反射时，婴儿的双臂伸直，手指张开，背部伸展或弯曲，头朝后仰，双腿挺直。这种反射一般在3—5个月内消失。

3

支撑式

宝宝的脊柱就像是一串宝贵的珍珠项链，而项链两端连接的两颗钻石，便是宝宝的头部和骨盆，格外需要保护。

抱宝宝时要托住他的头部和骨盆，避免伤到宝宝的脊柱。尽可能不要直接从宝宝的胳膊底下将他抱起来，这样会压迫到宝宝的胸腔，引起他反胃吐奶。

支撑式的具体动作：将一条腿向后弯曲，膝盖着地跪于地上，身体重心朝下坐在脚上，另一条腿自然向前，这样可以保护你的背部。（如图1）

一只手从后面托住宝宝的头部、颈部和背部的连接部位，另一只手托住宝宝的骨盆，将他轻轻抱起来。（如图2）

这样可以使宝宝在你怀里伸展开他的身体。避免直接托起宝宝的头部，因为在这个阶段，宝宝头部还远没有颈部有力量。

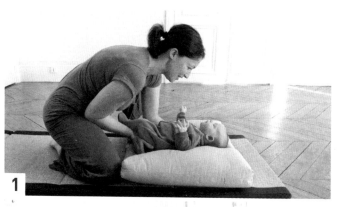

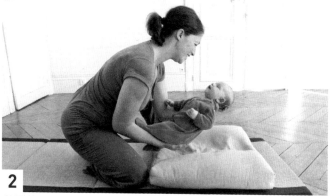

图1：将你的双手轻轻托住宝宝的颈部和骨盆，然后将他轻轻抱起来。

图2：不论任何情况下，始终要考虑托起的是宝宝的头部、颈部连接的部位和骨盆。

4

翻身练习

从宝宝出生开始，你就可以尝试用动态的方式锻炼他。几周之后，宝宝就可以在你的帮助下进行翻身，并且能慢慢直起身子。

宝宝取仰卧位，将你的一只手放在宝宝的头部、颈部、背部的连接部位，另一只手放在他的胸部。（如图1）用放在脑后的那只手帮助宝宝翻身。（如图2）

当宝宝压住你放在他胸前的那只手时，慢慢将放在宝宝脑后的手滑至宝宝臀部。（如图3、图4）然后将宝宝直立抱起贴在你的怀里。（如图5）

如果你的宝宝还不足月，他的头部可能会往下栽，你要用手轻轻地托住宝宝的头部。

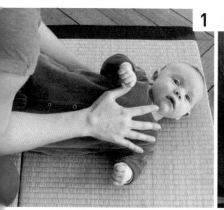

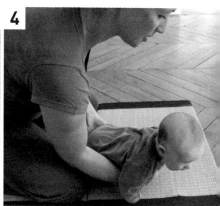

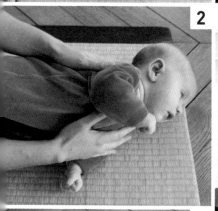

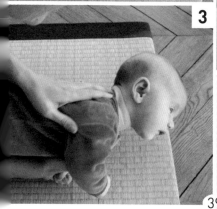

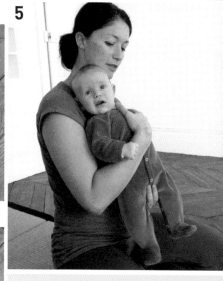

　　随着宝宝慢慢长大，他可以抬起头部并且自己用力。这是宝宝行动的第一步，很快就可以不要妈妈的帮助自己学会翻身了。

5

背部按摩与侧卧位更换纸尿裤

在宝宝出生的最初几个月里，常常要帮他更换纸尿裤，因此从一开始就应该选择合适的方式。

通常我们所采用的方法是：轻轻提起宝宝的双脚，将宝宝的屁股抬到半空，帮他更换纸尿裤。但是，其实还有更加轻柔，更加符合婴儿生理条件的方法。

宝宝取仰卧位。解开宝宝连体裤下身部分的纽扣，并将纸尿裤的粘贴处打开，然后将宝宝翻至侧卧位。

将纸尿裤取出，用一小块棉纱布为宝宝清洗屁股。

为宝宝清洗完屁股后，将干净的纸尿裤平铺在小屁股下面，然后再让宝宝仰睡。

整理纸尿裤，并将其粘贴好，好了，换好啦！

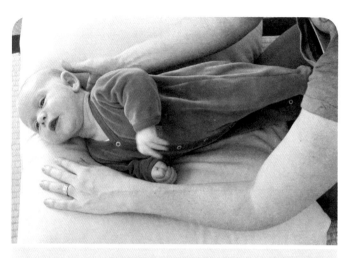

　　也可以采用上面所讲的，在宝宝取侧卧位时，妈妈为他进行背部按摩。比起让宝宝趴下对他进行背部按摩，侧睡的方式会让宝宝更加地舒服。

6

骑树枝式

这个动作对宝宝来说，可以促进消化；对妈妈来说，也非常轻松和安全。但是不要在宝宝刚喝过奶后进行，否则会引起宝宝吐奶。

让宝宝双腿并拢，俯身骑在你的一只胳膊上，腹部紧贴着你的前臂，头部枕在相应的肘关节处，将你的另外一只手放在宝宝的臀部。

你可以很轻松地用一只手托着宝宝，另一只手为他进行背部按摩。如果你想要垂下手臂休息，可以顺势将宝宝立起来，背部贴在你怀里，轻松地将他抱起来。（参考第4式翻身练习 P.38）。

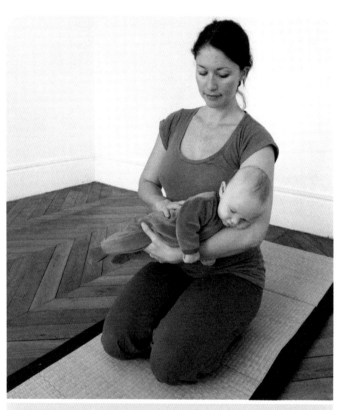

　　当宝宝肚皮紧贴着妈妈的手臂，做这个骑小树枝的动作时，腹部温暖，背部放松，还可以低头静静看看自己的四周。

7

胎儿式

其实宝宝还在你肚里的时候就常常保持这个姿势，这样的姿势让他觉得很舒服。而且因为宝宝的四肢都被保护起来了，让他能有一种安全感。

宝宝取仰卧位，将他的双腿交叉并轻轻抬起来，使宝宝的大腿能够接触到他的腹部。看看宝宝的反应，如果他很平静的话，继续拉拉他的两只小手，看看能否够到自己的两只小脚丫。

还有另外一个方法：在宝宝乐意，没有反抗的情况下，用一块舒适宽大的毯子将宝宝轻轻包裹起来。如此可以模仿宝宝在你肚里的感觉。对于那些心情烦躁和难以入睡的宝宝来说，这是一个能让他们平静下来的方式。

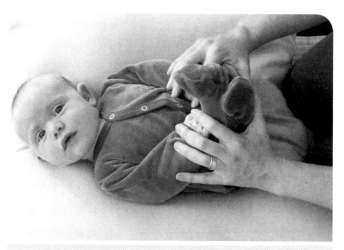

　　这种被包裹的感觉，让宝宝很有安全感。做这个姿势时，你
也可以一边轻柔地和宝宝说着话，一边帮助他做向左或向右的侧
身练习。

8

帮助消化式

为了更好地促进宝宝的消化，可以让宝宝的双腿蜷曲起来。具体的方法是：将宝宝抱入你的怀里，让宝宝双腿分开，或是双腿交叉（参见第 7 式胎儿式 P.44），膝盖能够碰触到自己的腹部，这样的姿势可以避免宝宝吐奶。（如图 1）

你可以看着宝宝，将他的小脚丫轻轻捧在你的一只手里，而你的另一只手则搂在他的背部和头部部位。（如图 2）

仍然保持宝宝的双腿分开，或双腿交叉的姿势，尽量抬高宝宝的脚丫，使他的膝盖能碰触到自己的腹部。

当宝宝的双腿碰触自己的腹部时，相当于宝宝自己在为自己做有益健康的按摩。但是注意宝宝的纸尿裤包的不要太紧，否则就会适得其反。

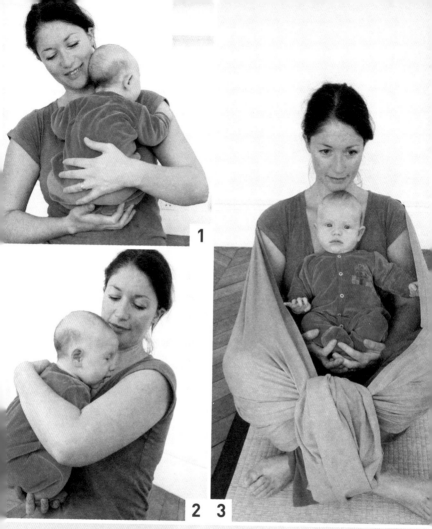

1

2 3

　　图1、图2：将你的一只手放在宝宝的背部，为其进行画圈式的按摩（尤其是在背部下方），这样可以将你手部的热量传至宝宝骨盆，进而促进宝宝的消化。

　　图3：你也可以让宝宝面朝正前方，背部紧贴着你的胸部，然后轻轻交叉他的双腿。

9

自制背巾

为了方便妈妈活动，背巾是照看新生宝宝的最好选择。将宝宝的四肢都包裹进背巾里，紧贴在你的身上，面对面地和他交流，这样的方式会让他很有安全感。将背巾于后背交叉，这样可以安全牢固地固定住宝宝。

1.首先准备一块长方形的背巾（类似毛巾被、长头巾等均可），将其中间部分平铺在自己的胸腔和腹部前，然后将背巾的两端于身后交叉并绕过两边的肩膀。

2.将宝宝紧抱在你的胸前。

3.根据宝宝的兴趣，有三种不同的体式供妈妈们选择。

横抱式：将宝宝的双腿并拢，横抱于你身体的一侧。

跨坐式：将宝宝的双腿分开，分别放于你身体的两侧。

依偎式：让宝宝的双腿盘起，像打莲花座一般直接坐在背巾里。

4.将背巾的两头交叉绕过宝宝的臀部，在身后打结系紧即可。

5. 从宝宝一出生，爸爸就可以采用这个方式抱宝宝，妈妈则要等大概一个月，身体恢复之后才可以采用。

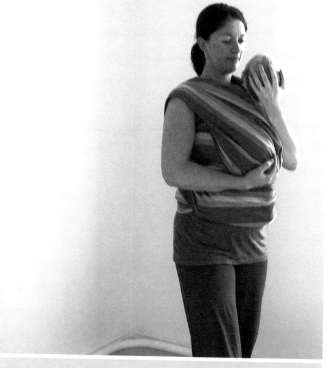

当宝宝有睡意时，小脑袋可以枕在背巾上休息。如果宝宝在背巾里观察四周，他就开始慢慢接触这个世界。相信自己的宝贝，他知道怎样最舒服！

10

简易包裹式

这个姿势会将你的整个背部裹进包巾里，这样会让你得到很好的放松。同时通过和宝宝面对面的接触，也可以促进你和他之间的亲子关系。

做这个动作，需要准备一个足够长的包巾，类似长头巾或是腰布等。

盘腿坐在沙发上或是直接做在地板上，用包巾将你的背部和膝盖都裹起来。尽量让自己舒服一点，然后在双腿前面打个结。

将背部和膝盖处的包巾都拉展，整理包裹好。将宝宝抱在怀里之后，放松自己的身体。

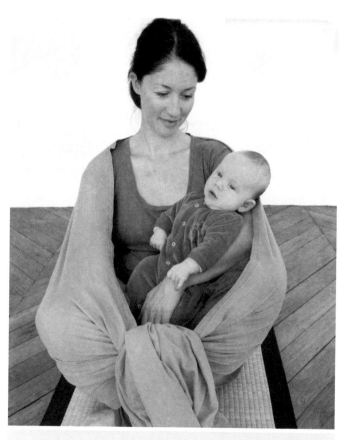

　　将包巾一直扯到你后背的顶部，把整个后背和膝盖都包裹起来，如此简单的方式便可以让你和宝宝进行很好的交流。

11

舒展腿部

这一体式对于刚分娩的女性来说，不仅可以帮助恢复会阴部，而且通过全身的舒展，对于女性的骨盆、腿部及全身的循环系统都非常有益。

将一块软垫垂直放在沙发前面。

取仰卧位躺下，也可以在臀部下再加一块小靠垫，来放松腰部。

将你的膝盖打开、双脚交叉、双腿呈蝴蝶状，然后轻轻地抬起双腿放在沙发上。会阴部稍稍用力收缩，这个动作可以帮助你的骨盆和胸腔闭合，同时促进会阴部的恢复。

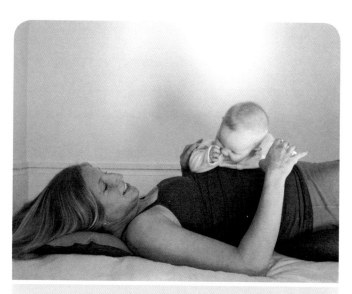

　　做这个动作时，宝宝可以呆在你的身旁或者直接坐在你的肚皮上，有必要的话用手扶住他。让这个动作好好帮助你的身体恢复吧！

12

双脚上墙式

这个动作要求宝宝不在身边的时候进行练习，它对于在生产中骨盆有所损伤的女性非常有益。因为在分娩中，骨盆打开了，现在需要慢慢让它收合。

面朝墙壁，平躺于地板上（垫子或床上均可）。腿部轻轻地抬起来，与水平面成30度到45度的角度，抬脚踩在墙壁上。也可以在屁股下再加一块小靠垫，帮助腿部绷直。

阴阜稍稍抬起，骨盆用力收缩。

将整个身体重量都通过脚部压在墙壁上，这个姿势可以让骨盆慢慢闭合，同时促使会阴部逐渐收紧。

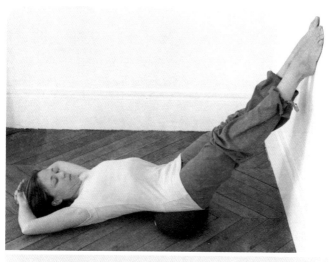

　　为了使身体更加舒展，可以将手臂伸直，置于头部之上，然后全身放松，骨盆用力收缩。

13

放松伸展式

分娩之后，腹部松弛也需要进行恢复练习。这一体式，通过大腿给腹部施加一定的压力，可以让你重新适应腹式呼吸，并且对会阴部的恢复也有所帮助。

取仰卧位平躺，双腿并拢弯曲抬起至腹部，在臀部下放一块垫子，慢慢抬起骨盆，双手环抱住膝盖。

采用腹式呼吸法，在吸气的时候，会阴部稍稍用力。

如果想要腹部不要太累，也可以将膝盖稍稍打开，脚踝骨处交叉即可。（如图1）

动作完成后，先轻轻放下一条腿，再慢慢放下另外一条。双腿放松，脚趾完全打开成扇形，缓慢地伸展你的身躯。（如图2）

腹式呼吸法：腹式呼吸让横膈膜上下移动。由于吸气时横膈膜会下降，把脏器挤到下方，因此肚子会膨胀，而非胸部膨胀。为此，吐气时横膈膜将会比平常上升，因而可以进行深度呼吸，吐出较多停滞在肺底部的二氧化碳。

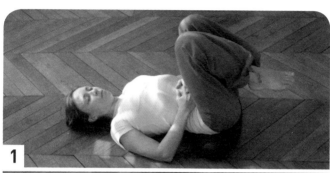

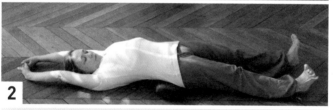

图1：你可以用双手环抱住膝盖，也可以双手自然放于腹部。臀部下放一块垫子，可以让你的腹部稍微感觉轻松些。

图2：练习这一体式动作时，一定要尽量轻柔一些。

14

蚕茧式

这一体式对于放松背部非常有效。如果你的分娩时间较长，会阴损伤严重的话，这一体式也可以缓解你会阴部位的疼痛。

先准备一个垫子，让宝宝躺在你的面前，面向宝宝趴下，双腿弯曲压于身体之下。如果你的踝骨比较敏感，而且灵活度不够的话，可以在胫骨和膝盖下面放一块靠垫。

上半身尽量伸直前倾。

头部朝下，趴在宝宝旁边的靠垫上。

双臂自然垂于身体两侧，肩膀放松，背部拱成半圆形。

腹部紧贴着大腿部位，如果想要会阴部放松的话，可以轻微抬起臀部。

胫骨：小腿双骨之一，位于小腿的内侧，对支持体重起重要作用，为小腿骨中主要承重骨。

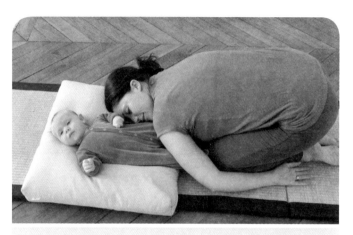

　　这个动作可以让全身的肌肉得到放松。感受颈部、胸腔、腰部、骨盆及会阴部在上半身压力下的反应。

15

舒展式

这一姿势不仅可以帮助你放松背部，也可以很好地帮助你恢复腹部力量。做时要求均匀呼吸，同时尽量舒展身体。

先准备一个垫子，让宝宝躺在你的面前。面向宝宝，双腿弯曲跪下，膝盖打开，两脚靠拢。

双臂伸向前方，采用腹式呼吸。背部伸直。会阴部稍稍用力收缩。注意背部不要拱起来，要尽量伸展开。如果感觉不适，可以在胸腔和腹部的位置下放入一个靠垫（其它软垫或是球都可以）。

有需要的话，在膝盖和胫骨的部位再放一个垫子，尽量让自己感觉舒适。

这个动作也可以趴在床边做，将双脚悬空即可。

如果膝盖张得过开，骨盆会产生不适，因此要注意将膝盖收拢一些。最后视个人身体状况将臀部抬至合适的高度。

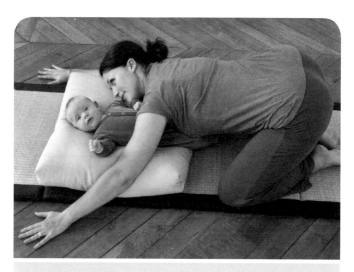

　　身体伸展，感受放松。注意手臂向前，脊柱挺直。将头枕在宝宝旁边的靠垫上。

猫式

这是瑜伽体式里一个非常经典的动作，它可以有效缓解颈部和背部的各种疲劳及疼痛。让你感受从头部至骨盆整个背部的放松。

先准备一个垫子，让宝宝躺在你的面前。面向宝宝屈膝跪下，手臂撑于地面，四肢模仿猫的四只爪子。

呼气，手臂撑直，肩膀提起，阴阜轻轻向前，骨盆及臀部用力收缩。

会阴部收紧，头部低垂，颈部放松，肩胛骨打开。可以用垂下的发梢轻轻扫过宝宝的身体。

吸气，整个前臂像吸盘一样贴于地面上。臀部轻轻提起，向后用力，推至于脚后跟平行；肩膀打开，胸部放松，颈部和头部稍稍用力抬起。

肩胛骨：也叫胛骨、琵琶骨。位于胸廓的后面，是三角形扁骨，介于第 2～7 肋之间。分为两个面、三个角和三个缘。

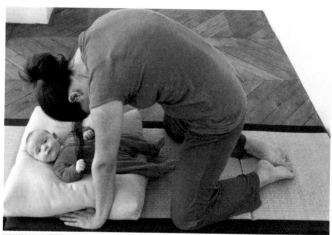

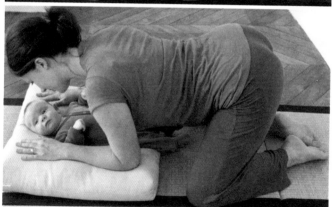

先将背部拱起，再将背部凹下去，如此反复练习，宝宝也会被你逗笑的。做完动作后，亲亲你的宝贝或是挠挠他。

17

英雄式

在宝宝出生前，准备宝宝用品的时候，一张襁褓桌是非常必要的。宝宝刚出生的几个月其实还比较小，通常会需要和你睡在一张大床上（在你的床上为他准备一个垫子也可以），因为大床的空间方便你照顾他。

很确定的是，你比宝宝更加疲劳。因此要记得将尿片、棉垫、热水等放在你的床边，同时采用今天学的英雄式来为宝宝换尿片、衣服等，会让你轻松很多。这个姿势在宝宝学会坐了以后，你仍然可以采用。

将一条腿弯曲放在身体前面，脚后跟贴近大腿；另外一条腿置于身体后面，脚后跟靠近臀部。做这个动作时，背部不需太用力，而且臀部也相对比较放松。

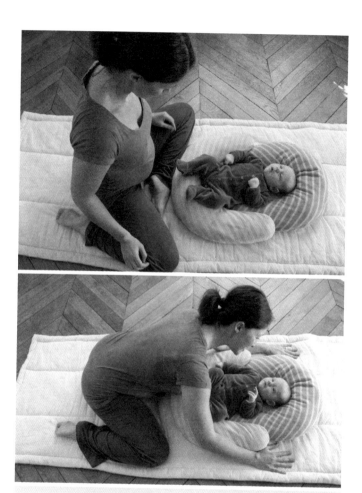

　　一条腿弯曲放在身体前面，另一条腿放在后面，身体向前俯身，背部伸展开。可以用这个体式来为宝宝按摩，陪宝宝玩耍或是帮他穿衣服，这样会为你节省很多力气。

18

鳄鱼式

在分娩后的最初一两个月，可以多练习仰卧体式或是侧身体式，但是为了更好地恢复，接下来也可以采用俯卧的体式了。

俯卧在一张垫子上，两腿自然打开，肘关节贴地，好像在爬行一样，伸展脊椎，身体的上半部分尽量放松。

将头部枕在手臂上，颈部放松。

轻轻呼吸，感受身体内部的循环。呼吸时，肺部的压力一直延伸到会阴部。吸气时，会阴部用力收缩；呼气时，再将其轻轻放开。

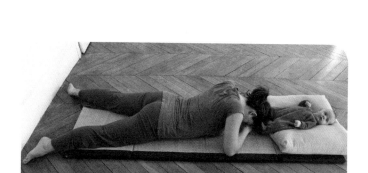

　　感受腹部受压的感觉，感受骨盆放松仿佛会呼吸的感觉，感受会阴部先收缩然后放松的感觉。但是要注意的是：在吸气时，收缩会阴部的动作做得不要太用力。

19

眼镜蛇式

这个姿势可以帮助你有力牵引背部，进行背部拉伸、伸展；同时对腹部进行按摩；最主要的是可以解决产后哺乳而引起的驼背问题。

先准备一个垫子，让宝宝躺在你的面前。然后面向宝宝俯卧趴下，双腿轻轻打开，肘关节着地，双臂弯曲打开与肩膀同宽，前臂向前伸展做爬行动作。（如图1）

颈部用力，头部抬起，脊柱伸直。胸腔稍微向前用力，肩膀下沉，眼睛正视前方或是看着宝宝。（如图2）

为了帮助胸腔打开，最后可以将双手十指交叉于身后，胳膊伸直，身体的上半部分稍稍抬起，腹部和腰部不要过于用力。（如图3）

整套动作结束后，可以将胳膊放在宝宝身体两侧，头部枕在宝宝旁边，进行全身放松。

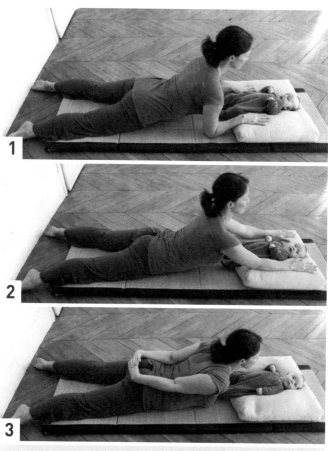

图 1、图 2：可以将头部、颈部抬起，双臂向前伸直或弯曲。

图 3：在做这个动作之前，你也可以将阴阜轻轻从地面抬起，来锻炼腹部的力量，然后再将双手于身后交叉做这个动作。

3+

伸展，摇晃

妈妈篇

妈妈身体逐渐地恢复，会阴部的训练已经有了效果并且还将继续。但是长时间抱宝宝会造成背部疼痛，夜间醒来次数较多会导致睡眠质量变差，这些都让妈妈感觉更加疲劳。

这一章节所有的体式都是为了放松背部、舒展脊椎、打开胸腔、舒缓颈部肌肉、防止脊柱后凸（驼背）。应该找一些更好的方法来保护你的背部，而且这些方法还要足够轻松。使你的腹部肌肉更加紧实，骨盆更好地恢复。

可以开始做一些稍微有一些力度的体式，但是仍然要考虑到会阴部还可能会疼痛，要系统地、有步骤地进行会阴部的恢复练习。尤其是随着宝宝慢慢长大，体重增加会让你更加辛苦，所以不必强求。俯身和平躺的一些动作在这个阶段相对更加合适，因为可以让你放下压力、振奋精神，而且不会损伤到会阴部。

宝宝过了三个月，开始能够自己活动身体：你可以和他在垫子，或是木地板上一起玩耍，进行亲子抚触和情感交流等。这些活动能很好地保护你的背部，并且使你整个身体都变的更加柔软。开始全新的计划吧！

宝宝篇

宝宝开始观察周围的世界。这个阶段，他可以看的很清楚了。他开始观察他的身体，他周围的环境。他会发现自己可以活动并且会用眼睛追随物体了，他不仅可以看见你，而且可以看清楚你的移动。**这一章节的体式可以帮助宝宝身体慢慢地直立，从平躺到趴着一系列的动作都是为将来做准备：他要学会翻身，学会四肢趴在地板上，最终学会自己坐。**

这些动作都非常的重要，不要急于求成——比如，让一个还没有平衡感、不会用胳膊趴着的宝宝自己坐。

这一阶段宝宝会很有挫败感，因为他会发现如果在地板上，很难有办法自己爬起来。在宝宝想要尝试着离开你的怀抱面对这个世界的时候，依然需要你去帮助他、鼓励他。在做瑜伽动作时轻轻摇晃他。同时多帮他做做按摩，这样会让他的身体更加放松。

20

船头式

出生才几个月的小宝宝通常都不喜欢趴下的感觉，因为他们的颈部没有足够的力量可以支撑头部。

为了避免这个问题，可以经常帮助宝宝抬起身体的上半部分，让他保持前倾的姿势，就像破浪前行的船头。这样宝宝的颈部可以不用很费力气就能支撑起头部。

你可以在宝宝的胸腔下放一块靠垫，或是直接把自己的胳膊放在宝宝的胸腔下。（如图1）

你也可以让他趴在你的膝盖上、你的肚皮上等等。（如图2）只要能撑起宝宝的胸腔都可以。当他趴在你身上的时候，你还可以为他做背部按摩。

下面章节所讲的几个体式也都是基于这个原理。

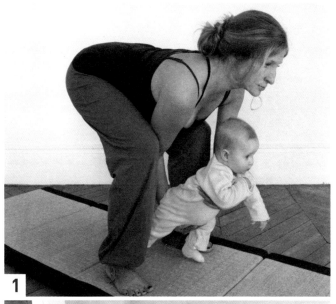

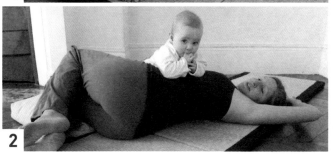

图1：一只手放在宝宝的屁股下，另外一只手放在宝宝的胸腔下，宝宝就可以保持前倾的姿势。

图2：这个动作可以让宝宝在没有妈妈帮助的情况下，自己也会趴了。

21

半边桥式

随着宝宝体重一天天增加，进行背部的舒展、增加腹部的力量这些练习对妈妈来说都非常重要。这个体式可以很好地满足这些需要，并且不会损伤到会阴部位。

取仰卧位平躺，双腿弯曲，双脚直接放在地上，或是支撑物上。如果骨盆还比较敏感的话，可以在下面加一块垫子。

将宝宝放在你的膝盖处，或者腹部（宝宝平躺着或者趴着都可以），然后轻轻抬起臀部。

可以左右晃动你的身体，扶住宝宝的小屁股，让他在你身上摇晃。

脊柱保持用力，背部伸直，然后慢慢放下你的臀部，注意保持肩膀平衡。

最后将一条腿慢慢放下，然后再是另外一条，保持平躺，让整个身体得以舒展。

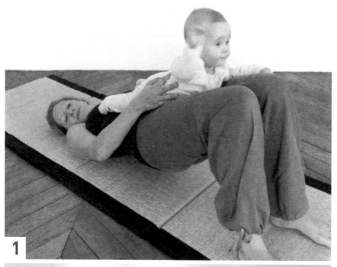

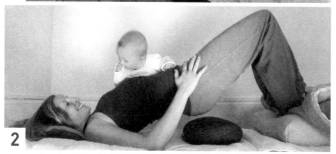

图1：这个动作能感觉到脊柱伸展成一条直线，压力全都放下了，身体也慢慢有了精神。至于宝宝，让他趴在你的腿部和腹部，呈飞行的姿势。

图2：让宝宝侧趴在你的肚子上，他可以自己支撑起自己的头部。

22

吊桥式

这一体式可以帮助你的全身逐渐恢复力量，从颈部一直到脚部。将背部脊柱轻轻拱起，可以放松上背部，并且练习增加骨盆和腹部力量，同时也不会损伤到会阴部位。宝宝仍然可以在你的肚皮上趴着。

取仰卧位躺下，在脚下放几块大垫子，或是直接躺在沙发前面，也可以在骨盆下再放一块垫子。

双脚抬起放在垫子上，垫子可以尽量垫高一点。如果是躺在沙发前面的话，将双脚抬起放在沙发上。

骨盆下也放上垫子，用手扶住骨盆，让宝宝侧趴在你的身上。将整个身体都抬起来，背部、臀部、腿部都抬离地面，从颈部到脚部，形成一座吊桥。（如图1）

最后轻轻放下整个身体，注意保持脊椎伸直。（如图2）

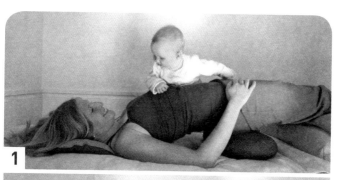

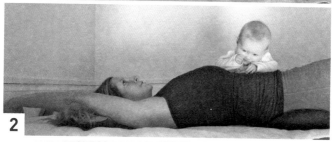

　　图 1：起飞，将整个身体抬起来，形成一座拱桥，宝宝要飞喽！

　　图 2：着地，双手向上伸直，抵在墙上，将骨盆先轻轻放下，注意整个身体保持舒展。

23

双腿悬空式

这是一个非常不错的姿势，对于刺激循环系统，恢复腿部力量都很有效，同时可以好好地和宝宝进行亲子交流。

取仰卧位躺下，骨盆下放一块垫子。

先轻轻地抬起一条腿，与身体成90度，然后再抬起另外一条。如果觉得腹部太累的话，可以将双腿稍微弯曲一点，当然也可以在骨盆下放一块靠垫。

在头部下放一块垫子，这样下巴不会太累。注意是脚后跟朝外，脚趾面向自己。如果宝宝不在身边的话，可以将胳膊向上伸展。

用脚踝在空中轻轻画圈，或是双腿交替在空中踩脚踏车。

最后可以用双手扶住膝盖，慢慢将腿弯曲，大腿贴在腹部。

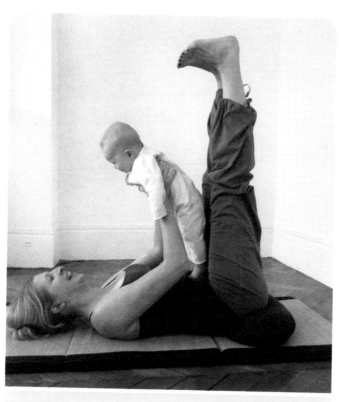

　　如果宝宝没有睡觉的话，可以用手扶住他，让他站在你的肚皮上玩，像要飞起来一样。

24

滑滑梯

滑滑梯式可以让整个身体成直线，从而锻炼腹部的力量，并且能让宝宝和你一起练习。

取仰卧位躺在垫子或是绒布毯子上，注意要躺在一面墙壁或是沙发的前面，双腿并拢抬起与水平面成30度角到40度角，双脚踩在墙壁或是沙发上。

在臀部下放一块垫子，然后将宝宝抱来，让他坐在你的腹部。

用手扶好宝宝，将你的整个身体，从肩膀到腹部，再到臀部、腿部都轻轻地抬起来绷直。然后慢慢提起一条腿，再是另外一条。

接下来缓缓地将骨盆放在垫子上，再放下整个脊椎骨，注意一定要非常地轻柔，双脚仍然踩在墙壁上。最后可以将一条腿慢慢地向腹部弯曲，这样能够保护你的腰部不被损伤。

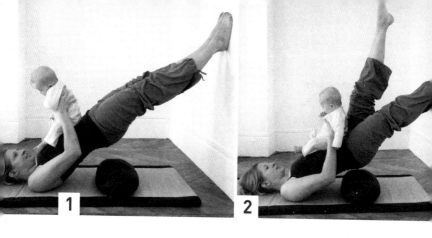

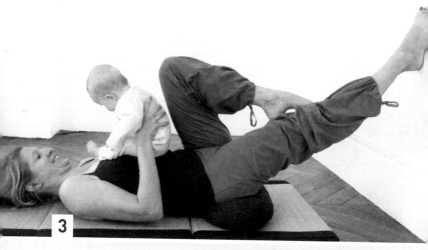

图1：将骨盆抬起来，与脊椎骨成一条直线，这个动作要视个人的身体状况进行。当然宝宝会很喜欢这种滑滑梯的感觉。

图2：将一条腿抬起可以直接向腹部弯曲，也可以用脚踝骨在空中画圈。

图3：当骨盆放下，单腿弯曲的时候，就会感觉没有压力，比较轻松了。

25

坐飞机

这一体式对于妈妈来说非常简单，也比较舒适，对于宝宝来说，因为可以被妈妈摇晃，所以也是不错的选择。宝宝是躺在妈妈腿上的，可以轻松抬起头部和上背部，就像要开飞机一样。妈妈进行会阴部位的恢复练习时，也没有危险系数。

取仰卧位躺下，双腿弯曲，大腿抬至腹部。

宝宝趴在你小腿的外胫骨部，用手扶住他的背部或是臀部，让宝宝看着你。

双腿活动，让宝宝跟随着你左右摇晃，将腿部抬起放下，从高到低，从前至后，如此反复。但是记住这个体式不能在宝宝刚刚吃过奶后进行，否则可能引起吐奶。

宝宝身体的重量压在你的腿部，你的背部和臀部则紧贴着地面。

头部枕在地板或是靠垫上，一定不要离开地面，防止损伤到颈部。

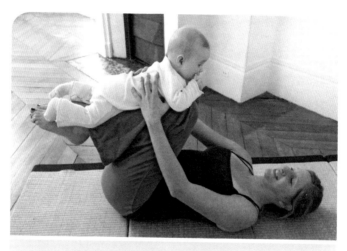

　　宝宝很喜欢这样左左右右、前前后后、上上下下的摇晃，而且可以向下俯视，就像坐飞机一样。

26

轻柔腹肌运动

这个动作可以用来恢复腹部肌肉，特别是腹横肌，而不是腹直肌，但是在做的时候，一定要注意不要损伤到腰部。

取仰卧位平躺，腿部弯曲轻轻抬起，用手环抱膝盖。

在臀部下放一块垫子，大腿抬起至腹部的高度即可，注意保护骨盆，另外不要撑起身体的上半部分，造成背部拱起。

具体动作：先将一条腿弯曲至腹部，用手抱住膝盖，再慢慢将手松开，将腿悬空，脚部离地面保持5厘米的距离，脚踝骨向下弯曲至脚部与地面平行。

腿部的平衡动作可以使腹部肌肉因为用力而紧实，同时能使肋骨收紧。

采用腹式呼吸，按相同的方法将一条腿也抬起来，做完之后再逐个慢慢放下。

腹横肌：沿肌纤维方向，钝性分离腹内斜肌可见腹横肌，位于腹部诸肌的最内层，肌纤维方向自上向下几乎是垂直走向，该肌起于腰椎横突和肋弓内侧面，与膈的附着部相接。

腹直肌：位于腹前壁正中线的两旁，居腹直肌鞘内，为上宽下窄的带形多腹肌，起自耻骨联合和耻骨嵴，肌纤维向上止于胸骨剑突和第5—7肋软骨前面。

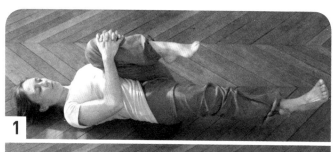

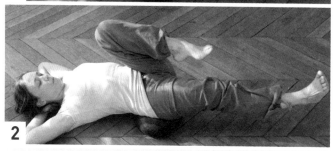

图1：将腿部伸直，下巴微收。

图2：为了练习的时间更久一点，你也可以放开双手，用手抱头，将脖子枕在手上，然后保持腿部平衡。这个动作将腹部罩了起来，不会损伤腹部，如果感觉到腹部肌肉疲劳，可以将腿轻轻放回在地板上。

27

鱼式

这个动作通过脊柱伸直，可以有效缓解因为抱小孩和哺乳引起的驼背和小背凹陷问题。因为简单省力，是产后恢复的一个很好的体式。

取仰卧位平躺于地毯或是瑜伽垫上。

将双手叠合放在臀部下，掌心像吸盘一样贴在垫子上。双手重叠放好后，胳膊要尽量向后伸。

将阴阜向上用力，骨盆收缩。

肩膀不要离开垫子。胸部挺起，颈部伸直，下巴微抬。

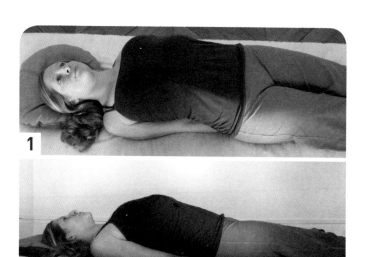

图1：胸膛挺起，胳膊压在臀部下。

图2：整个身体伸直，收缩腹部、骨盆，驼背和小背凹陷问题就可以得到很好地矫正。

28

扭转式

这一体式是恢复身体活力很好的选择。通过腹部的扭转动作，呼吸系统和消化系统的功能能够得以恢复。

取仰卧位躺下，双腿并拢弯曲，在身体的侧面先准备一块垫子。双臂于头顶交叉成十字，掌心贴在地面上。

腹部收缩，上背部仍然紧贴着地板，身体的下半部分翻至侧身躺着，膝盖并拢放在旁边的垫子上。

肩膀不要抬离地面，姿势固定好后，腹部放松，感觉整个身体被地板和靠垫托了起来，然后用腹部深深呼吸。

做完以后，将身体重新恢复至仰卧位，以避免腰部扭转时间过长引起疼痛。身体舒展休息一会儿之后再翻至侧卧姿势练习。

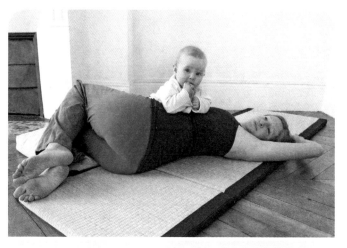

　　当宝宝不在身边的时候，你可以将一只手置于头顶，另外一只手伏在膝盖上，好好享受腹式呼吸带来的舒畅感。它可以帮助你尽快恢复。如果宝宝在身边的话，可以让他趴在你的身上，他身体的重量可以让你更好地感受到自己的呼吸。

29

紧贴地板式

这一体式通过将脊柱伸直，可以缓解因为长期抱小孩引起的上背、颈部和腰部的疼痛。

坐在地板上，双腿微微弯曲，脚尖上翘，用双手抓住脚趾，胸部尽量离大腿的距离远一些。（如图 1）

平衡呼吸，脚尖像踩着踏板一样向下压。

与此同时，身体的上半部分慢慢下倾，直到将头贴在膝盖上。（如图 2）

把双脚调整到自己感觉到舒适的位置，如果你身体韧性较好，可以将双腿慢慢伸直。（如图 3）

感受从颈部、背部一直到骨盆，深深呼吸时的气息。保持好姿势，正常呼吸 15 次。

动作结束后，双手放松先放在地板上休息一下，然后将背部挺直，双臂伸到半空中自由舒展。

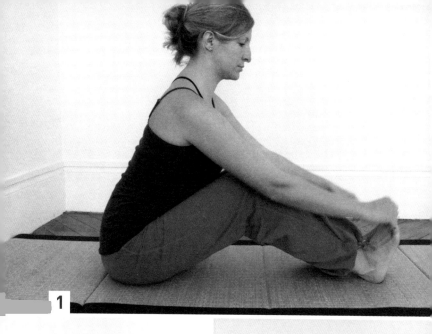

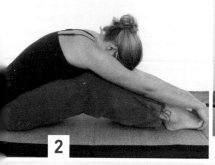
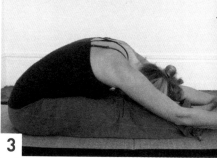

图 1：吸气，背部伸直，尽可能让胸部离大腿距离远一些。

图 2：深呼吸，感受颈部、头部的重量。

图 3：如果你身体韧性较好，可以将双腿完全伸直。（**注意：上半身要紧贴着大腿，尽量不要留出空隙。**）

30

紧贴墙壁式

这一章节的紧贴墙壁式你也可以在沙发或是椅子上进行的。最主要的是要将颈部伸直，头部的重量压在膝盖上，背部因为重力的缘故自然下倾。

如果想更好地利用重力，而且双腿不像上一体式（第29式紧贴地板式 P.92）那么疲劳的话，可以采用紧贴墙壁式，即保持臀部贴在墙壁上这样的站姿（最好不要穿鞋子，以避免滑倒）。

首先保持站立，双脚向前，与墙壁成大约30度角，背部紧贴在墙壁上。双臂向上伸直。（如图1）

双臂放下，双手向后撑在墙壁上，背部拉直，不要弓起，身体的上半部分轻轻向下倾斜。（如图2）

腹部、胸部、头部依次慢慢地贴在大腿和膝盖上。如果感觉吃力，可以将腿部稍稍打弯。将上半身贴在大腿上，可以很好地拉伸脊椎。（如图3）

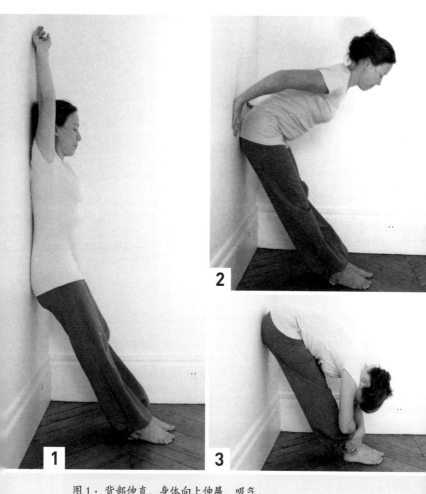

图 1：背部伸直，身体向上伸展，吸气。

图 2：呼气，双手撑在墙壁上，身体向前倾斜。

图 3：整个背部一直向下，头部、双臂放松下垂。

31

座椅式

这个体式对于你想抱起宝宝，或者将他放下的时候都可以用到，而且可以很好地保护你的背部。同时它可以锻炼你的腹部、骨盆和大腿肌肉。通过将宝宝身体的重量分散在你的膝盖上，在你抱起他的时候，会觉得非常轻松。

首先保持站姿，双腿轻轻打开至骨盆的宽度。将宝宝抱起来，面朝前面，一只手放在宝宝的屁股下，另外一只手放在宝宝的胸前，或者用双手搂着宝宝的腹部。

臀部微微抬起，双腿打弯，就好像你要坐在一把椅子上一样，让宝宝坐在你的膝盖上。身体前倾，背部挺直，将上半身的重量向下压在腿部。

会阴部位、骨盆、腹部收紧。结束动作时，腿部用力站直、臀部慢慢向前收回，宝宝便抱起来了。

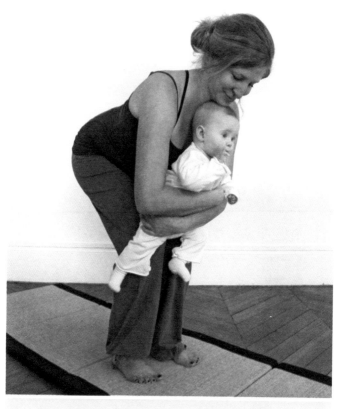

宝宝坐在你的膝盖上，面向前方，准备探索未知世界。

32

手抱式

这个姿势让你毫不费力地抱着宝宝，而且可以拉伸整个身体。

先保持站姿，双腿略微打开，宝宝抱在你的怀里，一只手托在他的臀部下面，另一只手放在他的胸前。

你的身体可以慢慢前倾，双腿打弯，臀部向后抬高，背部伸直。接着身体继续向下，双臂弯曲，慢慢将宝宝向地面上放去，但不要真的放在地上，腿部可以不弯曲伸直，但是腹部一定要紧贴着大腿，注意会阴部位的收缩。头部下垂，颈部放松。（如图 1）

如果这个时候，你觉得还不是很累，而且身体韧性较好的话，可以将胸部抬起，背部挺直，双腿完全绷直。

将宝宝向下推去，让他感觉像在坐飞机。（如图 2）动作结束后，利用第 15 式（舒展式 P.60）进行全身放松。

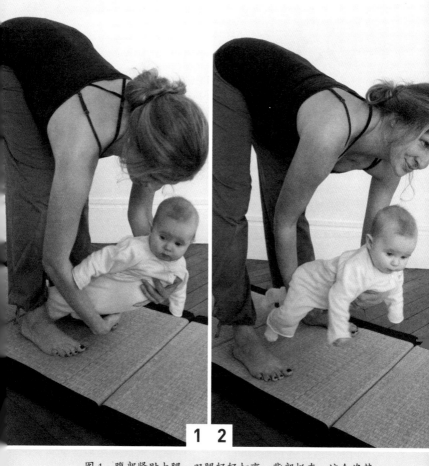

1 2

图 1：腹部紧贴大腿，双腿轻轻打弯，背部挺直，这个姿势相对简单。宝宝的重量可以让你的身体尽量下倾。

图 2：如果你身体柔韧性较好的话，可以尝试更难的动作。将双腿绷直，背部挺直，臀部翘起，双臂晃动宝宝。

33

橄榄球球员式

这个体式便于你抱着宝宝左右摇晃，而且背部不会非常吃力，整个过程中因为腿部用力的关系，致使腿部肌肉也能得到很好的锻炼。这是橄榄球球员休息时常做的动作，所以我们称之为"橄榄球球员式"。

宝宝抱在你的怀里，面向前方。双腿分开，左右脚分别向外打开 45 度。

腿部稍微弯曲，身体前倾，臀部向后抬起，背部挺直，双臂肘关节支撑在两边的膝盖上。

背部挺直，差不多成一条直线，臀部好像坐在了一把椅子上（你甚至可以直接坐在椅子或是沙发上）。

将上半身的重量通过关节压在两腿上。将宝宝悬空左右晃动，就好像橄榄球球员手里抱着球，双臂左右摆动。

这个体式通过趣味性地左右晃动，激发宝宝观察世界的好奇心。

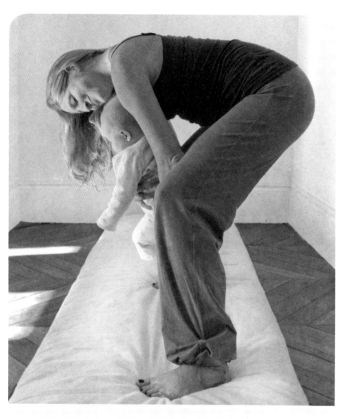

将宝宝抱着左右晃动，给他机会观察周围的世界。

34

屋顶式

宝宝非常喜欢这个姿势，因为在妈妈为他搭建的屋顶下，他有足够的空间来玩耍。

基础姿势参考前一体式（橄榄球球员式 P.100）。将宝宝放在地板上，这个时候双腿可以稍作弯曲，但是背部一定要伸直。**注意：通过臀部活动来调整你的姿势，而不是腰部。**

两脚打开到最大宽度，双腿绷直，会阴收缩，双臂打开放在宝宝身体两侧。

两手用力撑在地板上，脊椎伸展，不要拱起。整个身体，包括背部、双腿、双臂全部伸直。眼睛注视着宝宝，和他进行交流。

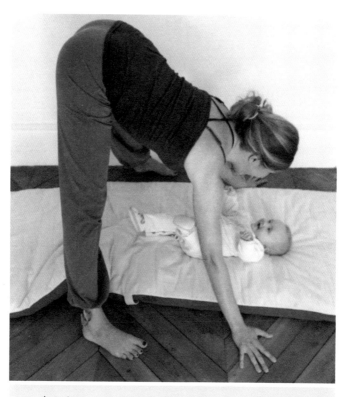

　　身体前后、左右晃动，如果你的身体韧性非常好的话，双腿弯曲一点，俯身下去，亲亲你的宝贝。

35

跷跷板式

这是一个能够在全身舒展的情况下，晃动宝宝的体式。单腿跨步能够增强你的腿部力量，但是对于宝宝来说，难度略微有点增加。

双腿跪在垫子上，将宝宝抱在怀里。上半身身体直起，将一条腿（左腿或者右腿）向前跨步，脚尖绷直。

将宝宝放在你的膝盖上，如果可能的话，身体尽量向前，大腿与身体成90度。

找好你的平衡感，让宝宝跨骑在你的大腿上，面向你或是面向前方都可以，前后摇晃宝宝。

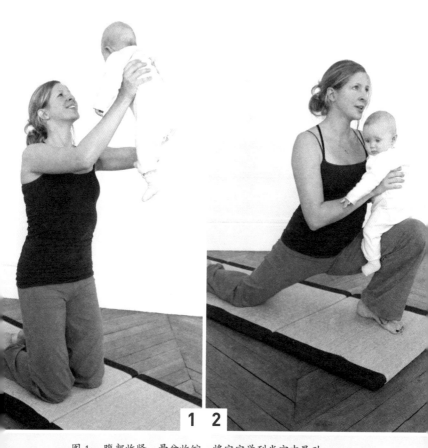

1 2

图 1：腹部收紧，骨盆收缩，将宝宝举到半空中晃动。

图 2：前后晃动身体，或是保持平衡，将身体伸直也可以。

36

亲亲式

可以将上一体式（跷跷板式 P.104）加以发挥。

将身体的重力压在脚上，来放松背部。保持跪姿。

准备一个垫子，让宝宝躺在你的面前。一条腿向前跨一大步，靠近宝宝，另一条腿向后伸展。为了让身体的跨度更大一些，可以将双腿尽量打开，双腿呈垂直角度。（如图1）

然后注视着宝宝，利用你身体的柔韧性，背部一定要完全伸直，如果有需要的话，将双手放在宝宝的垫子上。

身体伸展，俯身下去，亲亲宝宝。（如图2）**注意不要太勉强，如果有难度，要记得动作幅度小一点。**

动作结束后，参照第15式（舒展式 P.60）进行全身放松：膝盖并拢跪下，将头枕在宝宝身边的靠垫上。

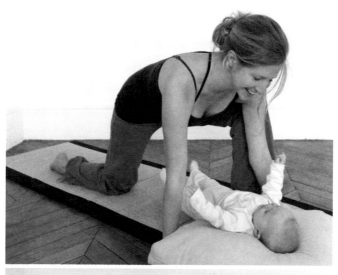

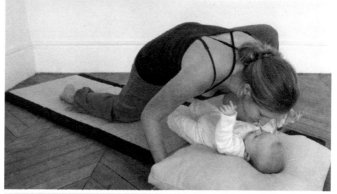

　　和宝宝交流玩耍，俯身下去亲亲宝宝。也可以保持距离，注视着宝宝，或是用垂下的头发刷刷他的小脸蛋。

37

双腿打开式

这个体式可以让你的双腿进行舒展拉伸，同时也是和宝宝亲子交流，或是为他做抚触按摩的一个很好的方式。

准备一个垫子，让宝宝躺在你的面前。在你自己的臀部下面放一块垫子，坐的稍微高一点，这样动作的难度会降低，不会让你觉得过于吃力。两腿完全打开，一左一右放在宝宝的两边。

让宝宝离你近一点，慢慢的上半身贴近宝宝，挺起胸部，以避免背部拱得太厉害。双手压在宝宝两侧的地板上。

也可以将双手放在大腿上，或是腿部稍稍打弯，不要绷得太直，这样可以保证背部不受损失。因为这个姿势用力的主要是腿部，而不是背部。

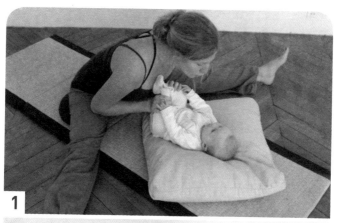

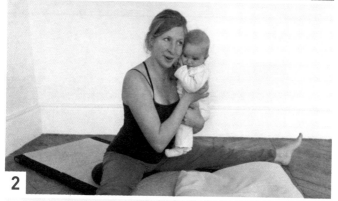

图 1： 注视着宝宝，和他聊天，背部伸直微微俯下身子。腹股沟有褶皱，而不是腰部。

图 2： 你可以把宝宝抱在怀里前后左右摇晃，宝宝非常喜欢这种感觉，同时也能让你的身体更加柔软。

腹股沟：连接腹部和大腿的重要部位。

109

38

完美体式

这是一个比较简单的体式，它不会像打莲花座那样吃力，但是也同样可以让身体柔软、臀部放松，并且不会损伤到背部。

盘腿坐在一个适合你臀部大小的小垫子上，两腿不需要盘紧交叉，一条腿置于另外一条之前即可，脚后跟刚好放在靠近阴阜的位置。膝盖自然弯曲，如果做起来还有困难的话，可以在臀部下再加一块垫子。

将宝宝抱起来贴在你的怀里。抱着他前后摇晃，做好姿势后，保持背部伸直，骨盆收缩。

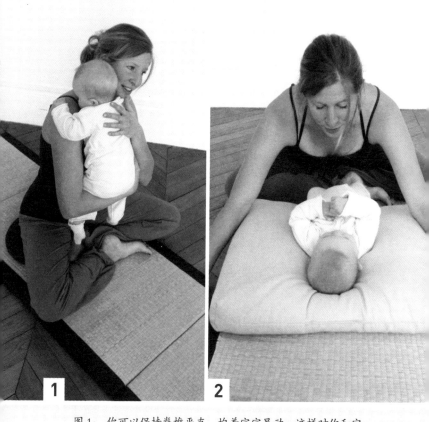

图1：你可以保持脊椎平直，抱着宝宝晃动，这样对你和宝宝都非常有好处。

图2：你也可以把宝宝放在你的面前和他聊天，但是注意虽然俯身了，但背部仍然是直的，同时注意保持臀部的放松。

39

完全放松式

在宝宝睡觉的时候，你为何不好好放松一下呢？采用上一节体式（完美体式 P.110）的基本动作，因为它不仅可以放松臀部，而且还可以进一步放松背部。

盘腿坐在一个比较紧实的小垫子上，双腿不要盘太紧，一条腿置于另外一条之前即可。双臂撑直，双手放到地板上，背部挺直。

做好这个姿势后，慢慢俯身，双臂于身前弯曲（有需要的话，在胳膊底下放一个大靠垫），然后慢慢低下头，枕在手臂上。保持这个姿势，自由呼吸 20 次。

最后身体慢慢起来，双手撑于身体之后，挺直背部。全身伸展，双腿向前伸直，也可以双臂举到空中自然放松。放松完之后，盘起双腿再来一遍。

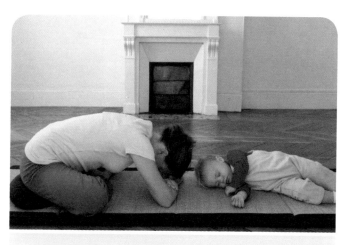

感受臀部放松打开的感觉。

40

收缩式

这个体式可以帮助身体恢复能量，增加腹部弹性，同时放松背部，使身体的一些部位收缩恢复，如膈肌、喉咙、会阴。基本姿势仍采用第38式（完美体式 P.110）。将双手放在膝盖或是大腿上，身体向前微倾。吸气，肋骨放松；呼气，肋骨收紧。

屏住呼吸，肋骨再次放松。双手向下用力压在腿上，双臂伸直，背部挺直，臀部放松。腹部用力向内、向上收紧。

腹部肌肉向肚脐用力收缩。

会阴部缩紧，下颌贴向胸部。

憋气，屏住呼吸。

呼气，依次放松：下颌、腹部、双臂。

吸气，放松会阴。

膈肌：位于胸腹腔之间，成为胸腔的底和腹腔的顶，为向上膨隆呈穹隆形的扁薄阔肌。

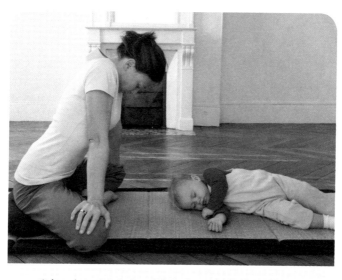

　　腹部、会阴用力收缩；背部挺直，下颌收紧贴向胸部。这个姿势可以帮助腹部力量的恢复和腹部肌肉的紧实。

41

鸽子式

这个姿势对于臀部的放松，背部和腿部的伸展都非常有利。同时它可以舒展腰部，按摩腹部。

首先坐在地板上，一条腿向前弯曲，脚后跟靠近阴阜，膝盖与身体平行，另外一条腿向后伸展。

如果你感觉身体平衡感不好的话，可以在骨盆下放一块靠垫。

吸气，然后呼气，胸部慢慢向前伸展，上半身贴紧大腿，胸腔贴在膝盖上。双臂向前弯曲贴在地板上，头部底下，枕在手臂上，保持这个姿势 30—60 秒。

动作完成之后，身体缓缓抬起，双臂伸直，双手撑在地板上，挺胸抬头，头部与脊椎成一条直线。你也可以接着做下一体式（坐位扭转式 P.118）。

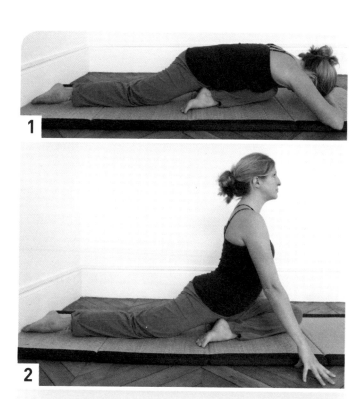

图1：身体俯下时，腹部得到很好的按摩。放下所有的压力，感受背部和腰部的放松。

图2：身体挺起，双臂撑直，可以保护背部，上半身向上舒展。

42

坐位扭转式

和之前讲的扭转式一样，这个体式同样可以疏通身体组织，帮助消化，并恢复身体能量。

基本姿势参考第41式（鸽子式 P.116），或是盘腿坐在地板上。如果觉得背部不能挺直的话，可以坐在一块垫子上。

左腿于身体前面弯曲，脚后跟靠近阴阜。右腿置于左腿之上，脚尖绷直。挺胸抬头，左手放在右腿之上，右手用力撑在身体之后的地板上，上半身也随之扭转，目光注视右后方。

肩膀放松，头部保持平衡，臀部不要离开地板。膝盖调整好姿势，保证脊椎伸直。采用腹式呼吸。

吸气，双腿向前放松，动作完成，换方向身体转向另外一边。

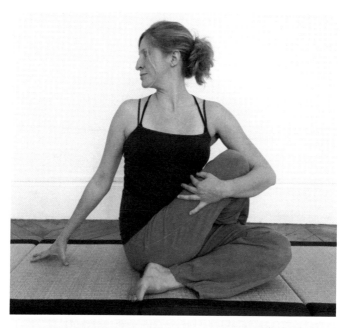

采用腹式呼吸，扭转动作就好像"甩干机"在工作一样，这个姿势可以促进消化。在完成姿势时腹部肌肉尽量收紧。

43

面朝前方的抱姿

将宝宝抱在怀里，让他面朝前面，可以逐渐培养宝宝学习走路的意识，因为从宝宝出生起，四处观察和将来学习走路是有着一定联系的。

我们知道，如果让宝宝的脚尖碰到地板，他便有迈开步子的欲望。如果将他放在一个颜色鲜明的地毯上（颜色鲜明一点，宝宝自己可以看得见地毯），宝宝便会产生向前迈步的意识。

但是在宝宝刚出生的几个月里，因为他的视力还没有发育正常，所以没法看得很远。可以在他能够看清楚东西之后，将宝宝面朝外面抱着观察四周。事实上，宝宝会告诉你什么时候比较适宜，如果你将宝宝面朝自己抱着，他开始转着小脑袋，东张西望——大概 2 月龄、3 月龄或是 4 月龄的时候，就表示可以开始让他观察这个世界了。

选择舒适的抱姿，自己抱着或是包在包裹里均可；选择宁静、让宝宝有安全感的环境（如公园、家里、外出散步的地方），这样宝宝一定会非常喜欢的。如果宝宝觉得累了，就将他转身，贴在你怀里。

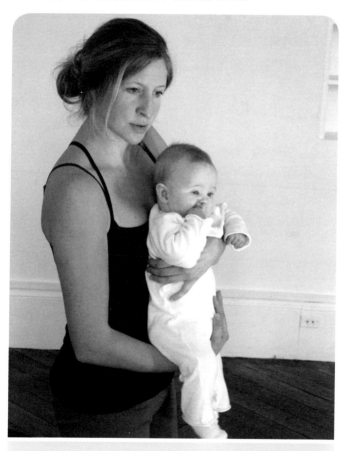

面朝前方的抱姿，可以让宝宝看的更远。他对于观察这个世界有浓厚的兴趣。

44

会跳舞的树

瑜伽的这一经典体式可以增强你的平衡感，并且集中你的注意力。

先将宝宝面朝前方抱好，或是直接用包裹面朝前方包好。然后双腿并拢，慢慢地将一只脚抬起，滑至另一条腿的膝盖或是大腿内侧，靠近阴阜。

单脚站稳，保持好骨盆、臀部的平衡。如果你没有自己抱宝宝，就将双手于身前合十，或是双臂举过头顶，双手合十。

完成之后，慢慢地将双手放下，休息几秒之后，换另外一条腿。

为何不采用这个方式和宝宝一起跳舞呢？后面的章节仍然会有一些抱着宝宝（在怀里或是在背上）的*萨尔萨舞*步，和宝宝一起跳舞吧！

萨尔萨舞：一种拉丁风格的舞蹈，其热情奔放的舞风不逊于伦巴、恰恰，但却比它们更容易入门。

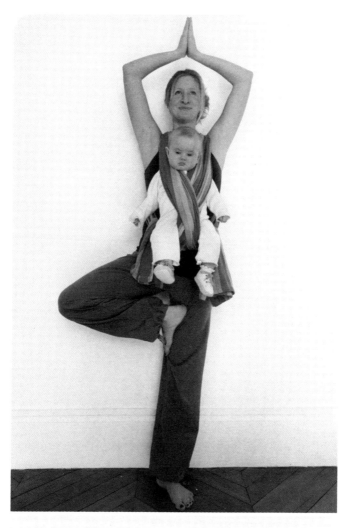

身体的上半部分尽量向上伸展，就好像向上生长的树枝。

7+

行动，直立

妈妈篇

在宝宝出生的前几个月，妈妈们因为长期抱宝宝导致手臂疼痛。但是经过几个月之后，你的身体已逐渐恢复力量，并且越来越灵活。之前的瑜伽体式大多比较单一，现在宝宝已经能够自己撑起头部，活动自己的小胳膊，稍稍动动身体了。到了7个月以后，活动的空间和幅度都可以大一点，**妈妈可以自己一个人做做瑜伽，当然也可以和宝宝一起练习一些更加有趣的体式。**

其实模仿宝宝也是很好的选择：这个小家伙平常的动作都是值得你学习的。好好观察你的宝贝是如何坐的、如何爬的、如何伸懒腰的、如何活动的等等。这样你就可以和他一样做一只真正的"猫咪"！

宝宝篇

在宝宝接近 7 个月的时候，他的协调能力已经表现出来，开始学着用四肢往前爬了。你可以通过按摩（胳膊和腿部）、摇晃等亲子活动来鼓励和促进他的这些能力。宝宝通常很喜欢一些坐姿的瑜伽体式，因为这时他们的双手和双臂可以自由活动。**但是当他们双腿并拢坐下时要格外注意因为可能宝宝的脚丫已经在外面，膝盖还压在臀部下面。**在双腿打开坐下时一般有两种姿势,要么呈蝴蝶状(双脚交叉,膝盖打开在两侧),要么像之前讲到的第 17 式(英雄式 P.64),一条腿弯曲在身体前面,一条腿在身后弯曲,这个姿势非常利于宝宝爬行。

随着宝宝长大,在童车里呆的时间会慢慢多起来,因为到七个月以后的宝宝体重增加,如果采取面朝前方的抱姿,妈妈会非常吃力(一些体力较好的妈妈除外)。当然还有更好的变化:宝宝能够自己直起背部了。这样他就可以自己坐在童车里,为你省下不少力气。但是你要注意几点:首先要避免童车里放太多的东西,其次为宝宝系童车的安全带时注意不要太紧,因为他的背部还比较脆弱,要让宝宝有自由活动的空间。童车对宝宝来说真的是一个好的礼物。

在家里，到这个阶段之后，宝宝就可以翻东翻西，到处捣乱了。他开始尝试想要站起来，但是他仍然喜欢蜷缩在你的臂弯里。可以通过一些姿势和一些游戏让宝宝模仿从高处下降的动作，进而来锻炼宝宝的平衡感。不要急于让宝宝走路，他还是需要你的帮助。他的前庭功能还处于发展期，这时候的宝宝更喜欢在你的协助下，去完成一些可以观察周围、动动身体的体式。

前庭：人体平衡系统的主要末梢感受器官，长在头颅的颞骨岩部内。

45

摇摇式

这个体式其实更多的是和宝宝一起游戏，通过他的体重，可以拉伸你的背部，并锻炼你的腹部肌肉。

取仰卧位躺下，双腿弯曲抬起至你的腹部高度，将宝宝面向你放在膝盖上，左右摇晃宝宝。注意用手扶住宝宝的臀部、腰部，或是抓着他的手臂。（如图1）

仍然是仰卧位躺下，双腿轻轻打开，向上弯曲，双脚紧贴地板，然后慢慢抬起臀部，背部伸直。让宝宝跨骑在你的肚皮上，用手扶住宝宝的身体。（如图2）

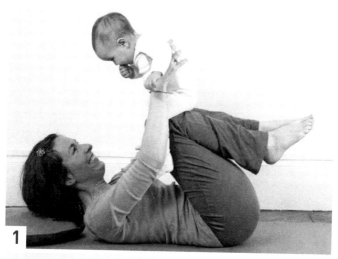

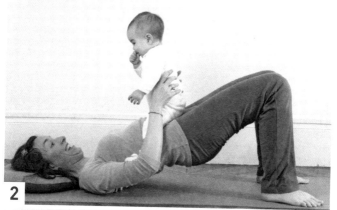

图 1：宝宝坐在你膝盖上的时候，他会学着自己保持平衡。

图 2：宝宝坐在你肚皮上的时候，就好像在坐滑滑梯。

46

飞起来

想要宝宝飞起来，有很多的方式，但是最主要的就是要用你的双手保护好他。宝宝可以在你双臂或是双腿的支撑下，像小鸟一样，高高飞起来。注意要利用腹部的力量，而不单纯只是手臂的力量。通过练习，你的腹肌会逐渐增强。

取仰卧位躺下，双腿抬高弯曲至腹部，让宝宝平躺在你的膝盖上，双手抓牢他的手臂，或是扶住他的臀部。

双腿慢慢抬起，两脚伸向空中，直到宝宝的头部垂下来，做出开心或是惊讶的表情，看看宝宝的反应。

接下来，可以放下双腿，将宝宝举到半空中，前后左右摇晃。注意背部伸直，骨盆和会阴部位收缩。

你也可以坐在一个球上，这样可以跟着球移动：腹部用力，将宝宝举到空中，左右晃动，好好地完成这个动作。

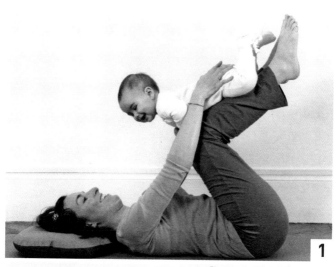

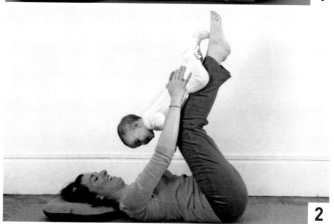

图1、图2：双腿弯曲抬高，将宝宝也随之抬起来，宝宝一定开心得像飞翔的小鸟，嗨！——要是想让宝宝飞起来或是下降的时候，必须要用手扶好宝宝的小屁股。

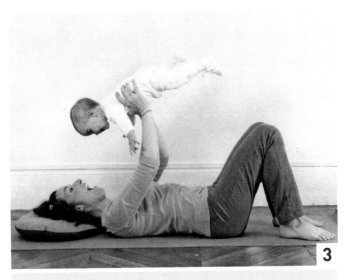

3

图3：将宝宝举得高高的，让他的身体伸直，就好像老鹰看到食物俯身下飞的时候，宝宝一定会乐得咯咯大笑。

图4：妈妈坐在球上，可以左右摇晃，或是将球轻轻地滚动。

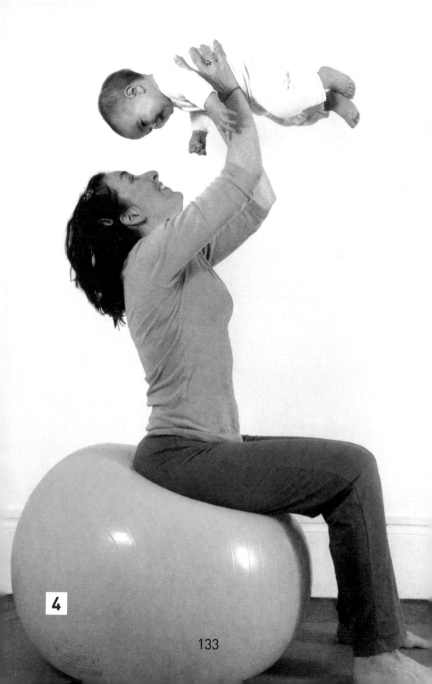

4

47

孩童——猫咪式

随着宝宝体重增加，力量变大，妈妈进行腹部肌肉和背部肌肉的锻炼是非常必要的。这个体式不仅可以伸展腿部坐骨，可以拉伸脊椎，并且对会阴部位也没有损伤，另外宝宝也可以一起参与练习。

四肢着地，跪趴在一面墙壁前。

将一条腿伸直，脚尖朝下蹬在墙壁上，脚部与地板垂直。另一条腿紧贴地面，膝盖的高度要比臀部靠前。（如图1）

双臂弯曲伏在地板上，蹬在墙壁上的那条腿一定要伸直，你可以将腿部再蹬高一点，至于腿部的高度可以因人而异。

或者也可以选择手臂朝前撑在地板上，将一条腿绷直，抬起至半空中。（如图2）

坐骨：人和哺乳动物腰带组成骨之一。坐骨，骨质坚厚，构成髋骨后下部。

134

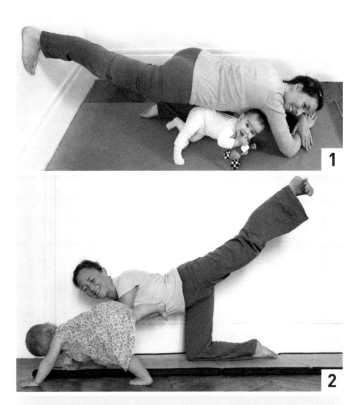

图1：双手弯曲，前臂贴在地板上，头部枕在手臂上，感受背部拉伸。

图2：手臂伸直撑在身体前方，只要你觉得舒服即可。腿部伸直到半空中，这样也可以锻炼你的力量。

48

转身式

这一体式非常有力，因为它可以帮助打开胸腔。而且宝宝在参与的过程中，四肢着地趴在地上，可以回头看看你。

首先四肢着地，跪在地上，将左腿抬起，脚部踩在地板上，左手放在左脚前面。

左手压在地板上，左边肩膀随之下压，向内收缩。

右手臂抬起伸到半空中，手部向上，手臂伸直。回头注视抬高的手臂，保持此姿势大约几十秒。

动作结束后，回复到四肢着地的状态，再换右手压在地板上，左手抬起。如果宝宝就在身边，离的不远，目光跟随手臂，回头的时候再看看宝宝。

当然也可以如图所示，将左腿提起，左脚踩在地板上，右边膝盖着地，小腿向后伸直，右腿膝盖大概和左脚脚心成垂直角度。

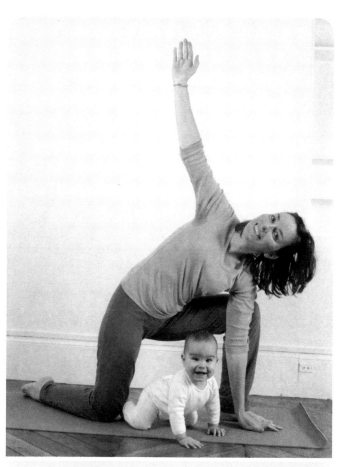

如果这样的转身动作，对于你有难度的话，可以在压在地板的手下放一块垫子。

49

对角线式

模仿宝宝睡醒时，想要向一侧翻身的动作！这同样也是宝宝想要躲开什么时常常做的动作。

取仰卧位躺在地上，身体完全打开伸直，然后双手抱头形成一个"V"字形。

将一条腿压在另一条之上，向相反方向绷直提起。双腿成对角线，就好像你试图用脚尖够远处的东西。上面的腿尽量伸直交叉，直到一边的臀部完全离开地面。

注意上半身不要离开地面，双臂仍然保持"V"字形；交叉在上的脚可以悬在半空中，如果你身体足够柔软的话，也可以用脚尖试着去够地板。保持这个姿势几十秒，或者继续翻身至俯身趴在地板上。享受全身的放松时刻。

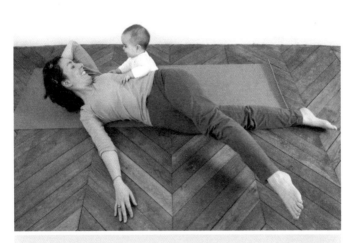

　　以侧卧的姿势伸展身体，自由呼吸五六次。让宝宝躺在你的身边，用双头抱住头，抬起头看看宝宝。

50

和宝宝一起翻滚

躺在床上或是一张柔软的垫子上，可以和宝宝做各种翻滚动作。不仅非常有趣，而且刺激宝宝前庭感受器官的发育。和宝宝一起在床上翻滚，一定是宝宝非常喜欢的游戏。

取侧卧位躺下，将宝宝抱在怀里，注意要用手护好宝宝的头部。（如图1）

双腿向上弯曲贴近身体，利用腿部的力量进行翻滚。（如图2、图3）

要注意利用动力学原理，在翻滚起身的时候胳膊不要抱得太紧，可以稍微松开些。（如图4）

翻至一边后，再翻滚至另外一侧，宝宝会很喜欢在你怀抱里滚来滚去的感觉。

你也可以不必躺在床上来完成这些动作。取仰卧位平躺，将宝宝抱好，然后开始翻滚。原理和在床上一样，注意要善于运用腿部的力量，这样能够帮助你起身，翻向另外一边。

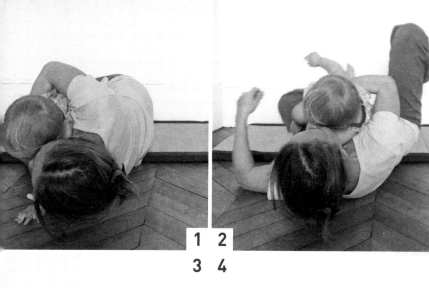

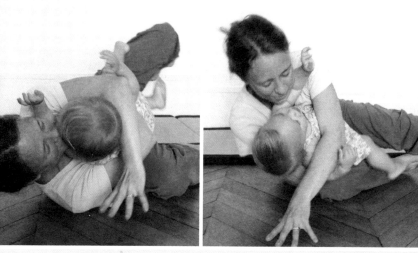

宝宝一定要抱好在你怀里，膝盖要稍稍抬起，腿部抬离地板。

在翻身的过程中，可以有一只手松开宝宝，撑在地板上，这样可以帮助你起身，更容易翻过去。

51

裹面粉式

这个体式非常有趣，适合晚上哄宝宝入睡之前，或是宝宝早上刚起床的时候做。

让宝宝平躺或是趴在床上（也可准备一张柔软的垫子）。（如图 1）

你四肢着地，跪在地上，上半身伸展，用双手推动宝宝轻轻向前滚去。（如图 2、图 3）

要检查在翻滚的过程中，宝宝的胳膊没有压在身体之下，同时要确保宝宝的头部是安全的。不要把你身体的重量压给宝宝，双手要非常轻柔，感觉像羽毛拂过一样。

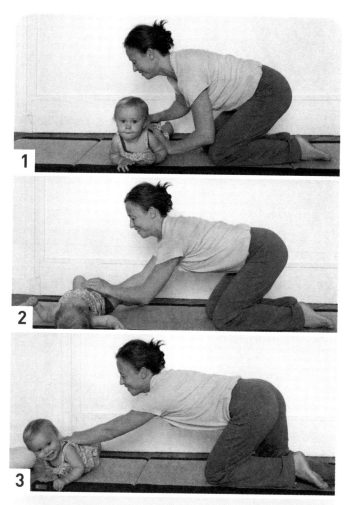

　　让宝宝滚到前面，再滚回来，愉快、放松的情绪萦绕在你和宝宝身边。

52

宝宝圆舞曲

这一体式因为其活泼的姿势而非常优美。你和宝宝一起舞蹈，既可以刺激宝宝前庭系统的发育，也可以帮助你锻炼臀部和腹部肌肉。开心的跳舞，让宝宝从此爱上瑜伽。

动作开始：膝盖着地，跪在地上，将宝宝面向你抱在怀里。

双手抱牢宝宝偏向身体的一侧，臀部扭向另一侧，两者注意保持平衡。（如图1）

身体慢慢向下，臀部着地，斜坐在地板上。（如图2）

膝盖抬起扭向身体的另外一侧。（如图3）

接下来臀部逐渐抬离地面，膝盖着地，重新回到跪着的姿势，但是注意和刚开始跪的方向刚好相反。（如图4）

以这样的方法循环转圈，再跪向另外一边。（如图5、图6）

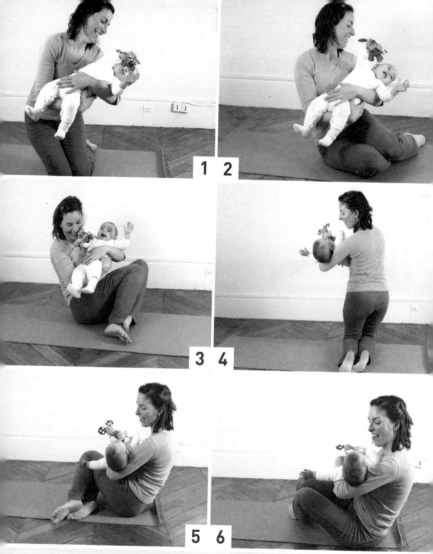

如果你一直按照这样的方法循环，就会始终以双脚为圆心，画出一个大圈。在转动的过程中，始终双眼注视着宝宝，对他微笑或是一起聊天。或者，可以再来一次舞蹈？

53

开小火车

为了活动妈妈的双腿和臀部，并且能和宝宝一起游戏，让他坐在你的腿上，像开火车一样往前挪动，是最好的方法了。

平坐在地板上，双腿向前伸直，将宝宝抱在你的怀里，背部紧贴着你的腹部，或者抱远一点，让他坐在你的膝盖上。

腿部伸直，背部伸直，让宝宝的背部也挺直。

臀部抬起来，再抬起一条腿，慢慢往前挪动，然后再换另外一条腿。

身体向前的时候，两条腿换着抬起，注意保持背部挺直。如果想要增加难度，可以将双脚绷直，不要打弯。

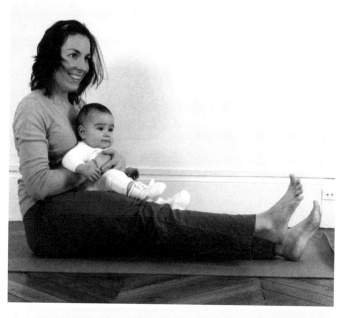

　　可以往前移，也可以往后挪，带着宝宝的身体一起挪动。这个姿势可以帮助宝宝的背部挺直，同时会让你的臀部更加灵活，锻炼你的背部肌肉。

54

陶醉的小船

你的宝宝喜欢摇来晃去吗？如果是的话，今天的体式一定能让他开心！你的臀部要像蝴蝶的翅膀一样打开，背部也要在活动的过程中尽量保持挺直。

双腿模仿青蛙，弯曲打开，两脚脚掌并拢，背部伸直，将宝宝抱在怀里。宝宝可以像你一样，双腿弯曲，脚掌并拢；也可以双脚轻轻交叉放在你的手心里。

背部挺直，上半身稍微前倾。有需要的话，可以在屁股下加一块靠垫。

利用头部的力量左右摇摆，臀部轻轻放松。宝宝跟着你一起左右摇晃。这个姿势可以帮助宝宝练习双腿打开，也可以培养他的平衡感。

你可以将这个体式和上一体式（开小火车 P.146）相结合，向前向后挪动身体，但是注意保持双脚并拢。前后移动的时候，脚后跟靠近阴阜。这个体式要综合考虑个人身体状况，如灵活度、柔软度等。

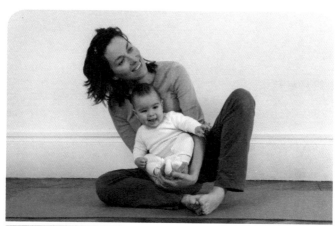

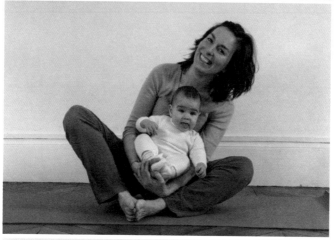

打着节拍，左右摇晃，利用头部来保持身体的平衡，让宝宝和你一起晃动。

55

战士式

这个体式可以增强你的腿部力量，并且锻炼你的平衡感，宝宝一定会因为你的战士形象而感到自豪。

保持站立，将宝宝抱在怀里，双腿打开与臀部成三角形。

一条腿向前迈与身体成90度，另一条腿向后迈开，脚尖向外打开60度，脚部伸直。（如图）

向前迈的腿稍稍下压弯曲，让宝宝骑坐在你的大腿上，一只手臂搂好宝宝，另一只手向前方推去。

可以做好这个姿势后，让宝宝坐在你的腿上，也可以将宝宝放在地面上，自己一个人完成，注意保持背部挺直。

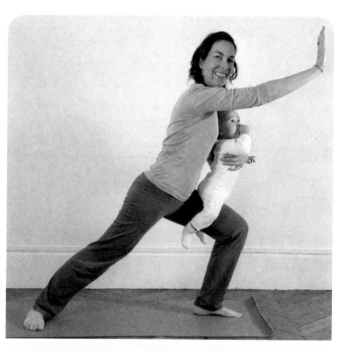

背部挺直，腹部收紧，脚部不要离开地面。

56

平衡式

这个体式可以天天练习，先俯身向宝宝，用手拉住他，在头部与腿部之间寻找平衡感，这个姿势不会损伤背部。

面向宝宝保持站立姿势，双腿弯曲，身体向前俯身，背部挺直。

一条腿轻轻抬起，向后绷直，然后慢慢抬起，向前俯下的上半身与向后抬起的腿部保持平衡。

你可以将双手撑在地上保持平衡，也可以用双手拉住宝宝。腿部弯曲的程度取决于每个人的灵活度和力量。

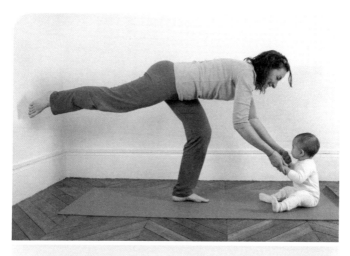

　　这个体式在你想从地板上拿起东西，或是想从摇篮里抱起宝宝的时候都是很好的选择。

57

开大船式

这个体式对于在此年龄段已经能够撑起后背的宝宝来说并不是很难，但是对于妈妈来说，反而要吃力一些。因为通过太阳神经丛用力，所以能够锻炼腹部的力量。

平趴在地板上，双腿轻轻打开。整个姿势中最重要的是，身体的其它部分向上用力，如：腹部、胸腔、骨盆、膝盖和脚部。

以第 19 式（眼镜蛇式 P.68）作为开始动作，肘关节着地，双臂弯曲向前打开与肩膀同宽，胸部轻轻抬起，仿佛要做向前爬行的动作。脊柱放松。

保持以上动作，双臂尽量向前伸展，就像想去够远处的东西。双腿慢慢抬离地面。

骨盆用力收缩，下颌抬起，头部与脊柱保持一条直线。上半身向上伸展。

太阳神经丛：太阳神经丛在腹部，因为它以肚脐为中心向四周展开，就像太阳散发光线的样子，所以被称为太阳神经丛。

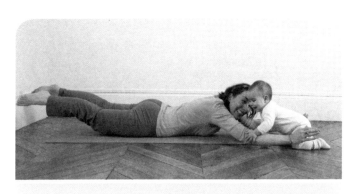

　　腿部向后伸直，向高处微微提起。采用腹式呼吸，头部和胸部抬起，就像一艘向前开进的大船。对于这个姿势，宝宝比妈妈更有天赋，你可以向他好好学习。

58

下蹲式

这个姿势在宝宝从地板上想要站起来时常常用到。而且在他的整个童年期，当宝宝做游戏，尤其是玩沙盘游戏时经常会发生的动作。这一体式对于腰部、骨盆都特别有好处，并且能帮助培养平衡感。

整个动作其实非常简单。两脚打开约 30 厘米（可以根据你的骨盆宽度及个人灵活度进行调整，当然也可以保持两脚并拢），然后慢慢弯曲双腿下蹲，直至臀部挨近小腿肚。

双脚尽量与膝盖在同一轴线上，不要撇太开。如果觉得有困难的话，可以将双手插入两个膝盖中间，这样可以帮助双腿打开，并且保持平衡。（如图 1）

另一个方法是，可以坐在一个厚实的垫子上，腿部不用打太开，这样做起动作来会简单很多。（如图 2）

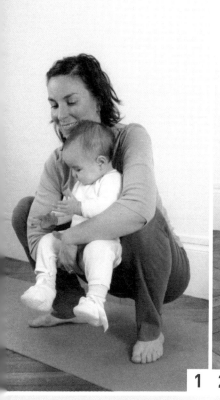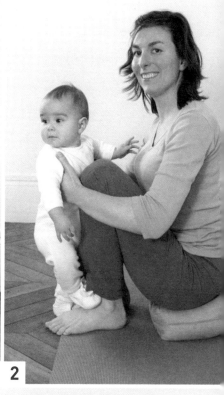

图1：如果你将宝宝抱在怀里，你可以依靠宝宝身体的重量协调好平衡感。上半身挺起，脖子和胸部放松。

图2：脚后跟和膝盖的位置相比，略略靠后（脚背和膝盖成一条直线）。为了能够更加轻松地直起背部，需要将身体大部分的重量压在双脚上，而不是坐骨上。当然这个动作也不一定坐在垫子上，你也可以坐在一个矮凳上完成。

59

童车的使用

宝宝通常会在童车上度过大部分的时间（直到 4 岁以前），童车可以代替你抱宝宝，让你更加轻松一些。

大部分的童车都有好几条安全带。如果妈妈将所有的安全带都系上的话，宝宝反而会不自在。童车不是赛车，因此，如果将安全带都绑上，后面靠背也靠紧的话，宝宝就完全不能活动背部，就像是上了年纪的人坐在轮椅里。有一些育婴产品的销售员可能会和你说，靠背会帮助宝宝背部挺直，但其实正好相反：宝宝的背在成长的过程中，总是因为用力过度而紧张的话，反而会变形。

在准备童车的时候，应该选择后背能够活动下降、直至平放的款式，这样不仅可以满足宝宝睡着需要靠背的时候，也可以满足他在醒来需要自由的时候。

在宝宝能够自己坐起来时（大概是6—10个月左右），就应该将童车的靠背下降，松开或者解开肩膀的安全带（但是腹部的要系好），以帮助宝宝适应在醒着的时候，能够不需要外力，就能自己直起背部。另外要准备一个足够长的坐垫，这样宝宝的双腿就不会吊在空中。

当宝宝感到疲劳想要睡觉的时候，就将靠背升起来（但是注意不要超过30度），将童车下面的加长部分打开，这样宝宝的双腿不论是在分开还是盘起来的时候，都不会呆在半空。这样的方式，才可以帮助宝宝的背部发育完善，避免背部弓起的可能。

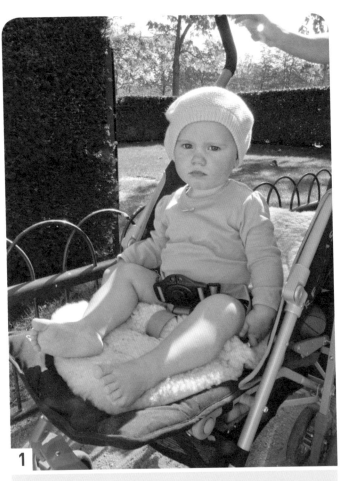

图1：没有肩膀上安全带的束缚，没有靠背的支撑，宝宝上半身可以活动，背部可以挺直，也可以左右摇摆，这样慢慢他就能够学会平衡自己的身体。

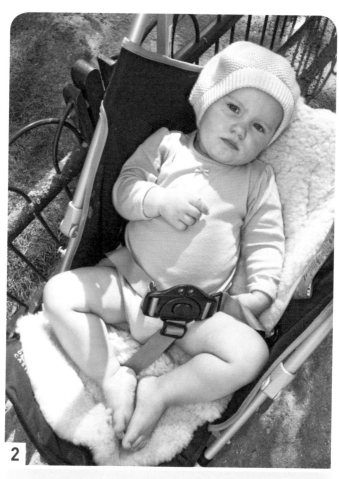

2

　　图2：宝宝可以慢慢地进入梦乡，双腿打开，背部挺直，头部也能够获得支撑。如果你的童车下面有加长部分的话，将他的双腿放在上面。

60

仰面式

宝宝越来越喜欢这样向后仰的动作，将脑袋悬在空中，或者在你双臂的保护下，整个身体都向后仰到半空中。不需要禁止这样的动作，但是在他需要的时候一定要保护好他，以免他受伤。

让宝宝躺在一个球上，臀部要贴紧球。

将球前后左右轻轻滚动，看看宝宝的反应。

或者你自己坐在沙发或是球上，让宝宝面向你，坐在你的腿上。

一只手扶住他的头，另一只手扶在他的背上。数1、2、3，然后让宝宝顺着你的膝盖向后仰，尽量将宝宝的头部放低，向后仰。

在宝宝想要起身的时候，一定要注意扶好他的头部，以防伤到他的颈椎。

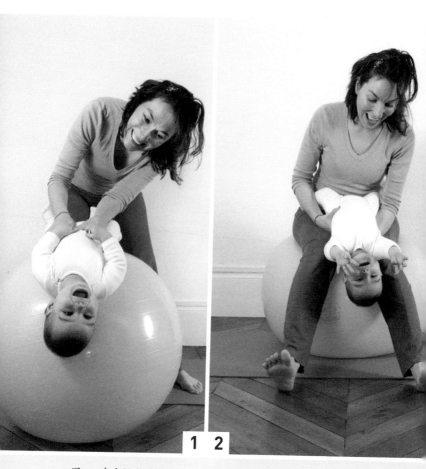

1 2

图1：在害怕和欢笑之间，宝宝学会自己平衡。

图2：让宝宝的胸部打开，背部伸直向后仰。如果他喜欢的话，可以起来下去多玩几次，同时记得要唱着宝宝喜欢的儿歌！

61

球类游戏

球类游戏不仅可以锻炼宝宝的前庭功能，而且可以增强他们的平衡感，发挥你的想象力多想一些游戏的方式吧！

让宝宝坐在一个大球上，宝宝的屁股和大腿贴在球上。将球轻轻地左右滚动，注意要掌握好平衡。宝宝跟着球来回晃动，可以锻炼宝宝的背部和腹部肌肉，同时也可以训练宝宝的坐姿。

然后将宝宝抱下来，让他的腹部趴在球上，注意要扶好他的臀部。宝宝可以身体用力稍稍直立；也可以完全放松，摊开手脚整个人趴在球上。

然后再将球轻轻地前后滚动起来，直至宝宝要摔下来、手快着地的程度。这是一个宝宝很喜欢的训练，能够为他未来的冒险做准备，他会慢慢感受下降的感觉，但是注意一定要足够细心地将他看护好。

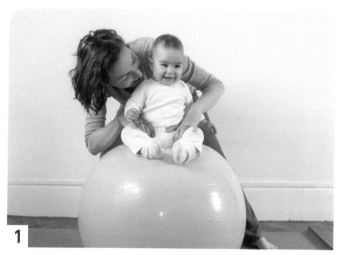

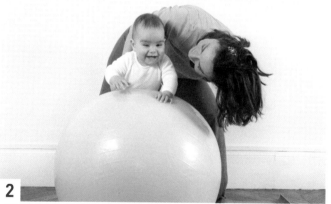

　　图1：坐姿的时候，宝宝背部会用力，能够学会自己掌握平衡。

　　图2：趴着的时候，宝宝在被保护的情况下能够感受下降的感觉。

12+

24小时随时做瑜伽

宝宝现在一岁了。在这一年里，妈妈过得很辛苦：抱他、哺乳、夜里无法睡个好觉等等，但是伴随的是宝宝带给妈妈的幸福感，和他一天天难以想象的变化。

宝宝已经开始学走路，或者即将开始。他的活动开始自由起来，当他想要什么东西，尤其是想要玩具时，一定会四脚并用爬过去或是跟跟跄跄地走过去。

每次当他出门散步，或是到公园里溜达时，宝宝仍然对什么都充满了好奇感。一定要看管好他，这一阶段的宝宝可谓险象环生，因为他喜欢到处爬、到处翻。他可能一下子就离开你的视线了，要知道宝宝有无所不能、发现一切的天赋。

总之，妈妈们现在仍然得不到休息，但是你要学会给自己放松。你可以看着他在一旁自己玩，同时做些舒展身体的动作：比如当宝宝在公园里玩沙子的时候，或是在澡盆里自己玩的时候。当然你也可以选择在宝宝睡觉的时候，放松一下。

当你想要将抱着的宝宝放到地上时，一定要注意保护好自己的背部，这时可以利用双腿的力量来放松和保护背部。是时候 24 小时随时做一些简单的瑜伽动作了！就像你的宝宝一样。你可以随时向宝宝学习：当宝宝坐着的时候，当宝宝从地板上起来的时候，当宝宝全身舒展的时候，当宝宝玩沙子的时候，当宝宝洗澡的时候，当宝宝醒着的时候，当宝宝睡着的时候。这才是真正的瑜伽，随时随地向你的小老师学习吧！

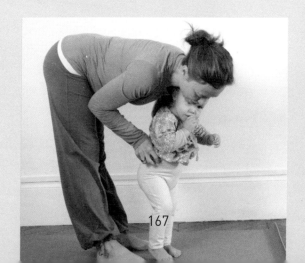

62

如何抱起宝宝

随着日子一天天过去，宝宝要开始自己活动了，妈妈就不得不常常把他抱起放下。但是在抱起或者放下宝宝的时候，要注意利用腿部的力量，而不是背部力量，要学会保护你的背部。今天学的姿势，通过4个一体的动作，在抱起和放下宝宝的时候，教你更好地使用腿部力量从而保护背部。

首先以蹲着的姿势开始。（如图1）将宝宝抱紧贴在怀里，将弯曲的双腿慢慢伸直，臀部抬起（注意抬起的是臀部，不是背部）。（如图2）然后臀部重新稍稍下去一点，双腿也稍作弯曲，而上半身逐渐起来，宝宝也跟着一起起来，这时候你的大腿就像宝宝的椅子，宝宝可以稍作支撑。（如图3）接着臀部轻轻抬起，整个身体也跟着直起，注意腹部及会阴要用力收缩。（如图4、图5）

完整的动作做下来，你能明显地感受到是腿部在用力，而不是背部。

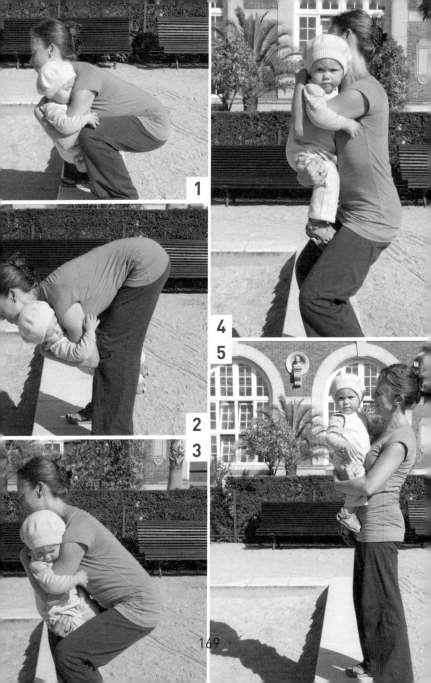

63

如何背起宝宝

到了这个年龄，宝宝很喜欢像个小树袋熊一样爬上你的脊背。（只要稍加训练，他就可以自己爬上去）如果长时间背着宝宝的话，你也可以采用背带，品牌的背带会比自制的背巾更加方便。

日常生活中，这一体式非常有益。在很多情况下，你可以用得到，而且让你非常省力舒适。在背起或者放下宝宝的时候常常会因为宝宝身体的重量，而使你重心不稳，一定要学会利用腿部的力量，并且因为双臂放在背后，要注意打开胸腔。

采用半蹲的姿势，一条腿弯曲向后，膝盖尽量接近地面，另一条腿自然弯曲，膝盖略微向前，脚平放于地上。让宝宝趴在你的背上，一只手扶住他的臀部，另一只手放在他的背上。（如图1）

让宝宝的双腿跨骑在你的身体两侧，扶牢他的身体，将宝宝往你的背上托。（如图2）

你的双腿慢慢打开，身体抬起。因为宝宝身体的重量，会让你的背部保持挺直，从而避免背部拱起。(如图3)

整个人完全站起来。

胸腔打开，肩膀向后。（如图4）

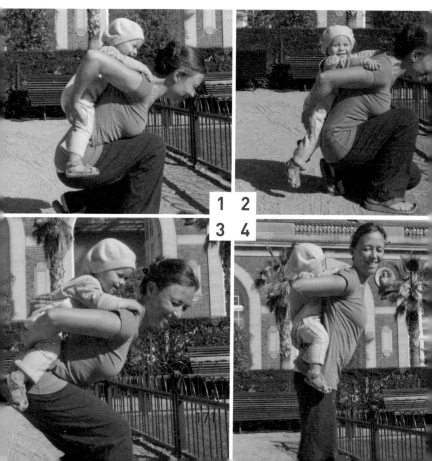

64

在妈妈的背上滑滑梯

上一体式是宝宝如何爬上妈妈的脊背，而这个体式用于如何让妈妈把背上的宝宝放到地面上，主要用到的是你的背部和双臂的力量。

用双手扶牢宝宝，你可以将他从你的身体侧面滑下来，然后轻轻放到地面上。（如图1）

当然也可以先慢慢地蹲下，双腿弯曲，一条腿略微比另外一条靠前，靠后的那条腿的膝盖尽量贴近地面。然后让宝宝像坐滑滑梯一样，从你的背部滑下来。（如图2）

将宝宝放到地面的时候一定要细心一点，同时注意保护你的背部肌肉不被拉伤。

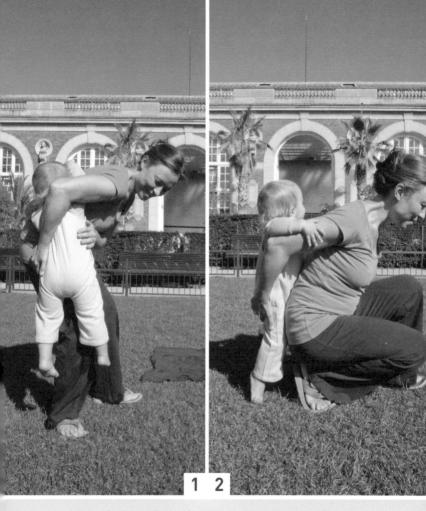

1 2

图1：在你的胳膊和双手的保护下，让宝宝从你的身体下面慢慢滑下来。

图2：你可以直接蹲下，双腿弯曲，一只脚向后，然后将宝宝慢慢地从你的背上滑到地面上。

65

上岸式

想要将宝宝从摇篮、浴缸或是类似栅栏里面抱起来时，对妈妈（或是爸爸）的背部来说无疑有很大的挑战。事实上，如果你要单靠自己本身的力量，想要将宝宝抱起来，通常会损伤你的背部和斜方肌。但是瑜伽就可以参照你在之前学过的第 31 式（座椅式 P.96），学会利用腿部的力量，进而保持身体平衡。

将你的双腿弯曲靠在某个物体上（这个细节非常重要）（如图 1）。

臀部向后挺，俯身向下，靠近宝宝。在你的头部和臀部之间要找好平衡，可以将一部分重力分散在膝盖所靠的物体上。会阴部位收缩，抱起宝宝，让他尽可能地靠近你的身体。（如图 2）然后双腿慢慢打开伸直，身体的上半部分挺起。（如图 3）臀部用力，身体完全直起，注意保护腰部肌肉。（如图 4）

斜方肌：是位于上背及中背的表层肌肉，并根据其肌纤维走向分成上、中、下三部分。

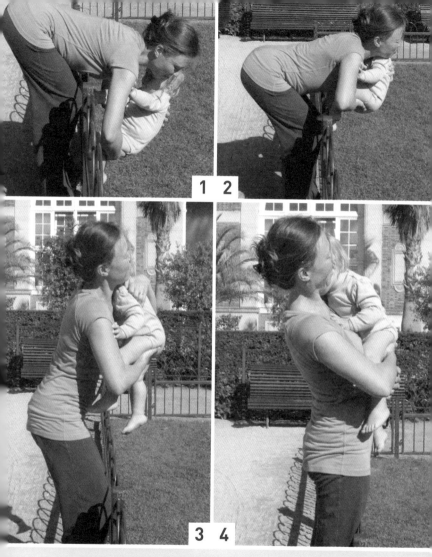

宝宝很喜欢在你的身体上像只小树袋熊一样爬上爬上，也喜欢越过一些障碍物。每当你要抱起他的时候，注意利用腿部的力量，而不是背部力量。

66

直立式

这个姿势是在宝宝学会站立走路之后，会长期陪伴你的一个动作。当你想要俯身向宝宝，或是俯身下去干什么时，最经常做的动作。

比如在家里，需要帮宝宝整理玩具的时候，或是当你给宝宝穿衣服的时候，这时你需要俯身向他，背部挺直，臀部抬起，双腿稍作弯曲，腹部贴在大腿上部。

让宝宝的背部靠在你的双腿上。

在这个体式中，要保证背部挺直，双腿伸直，或稍稍弯曲，当你帮宝宝整理玩具，或是俯身向他的时候，就在做真正的四肢伸直运动。注意整套动作，臀部要稍稍抬起，不要收回来。

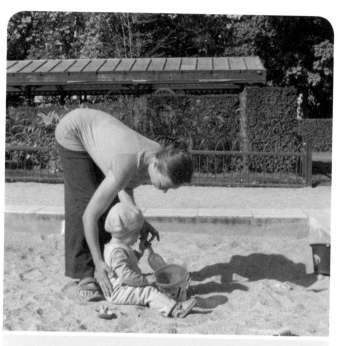

　　这个动作也可以在你和宝宝游戏时用到，要保持背部挺直，不要拱起，臀部向后抬起，就像梵高画里的农民一样。

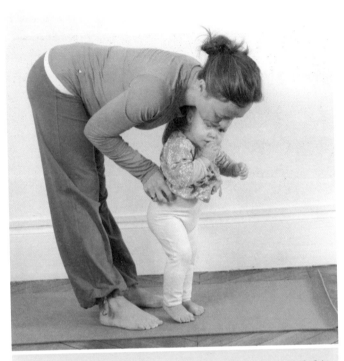

　　在为宝宝穿裤子的时候，这个体式也可以用到，你只需要抓住宝宝裤子的腰部，然后把宝宝提起来，就像把他装进了一个小袋子。

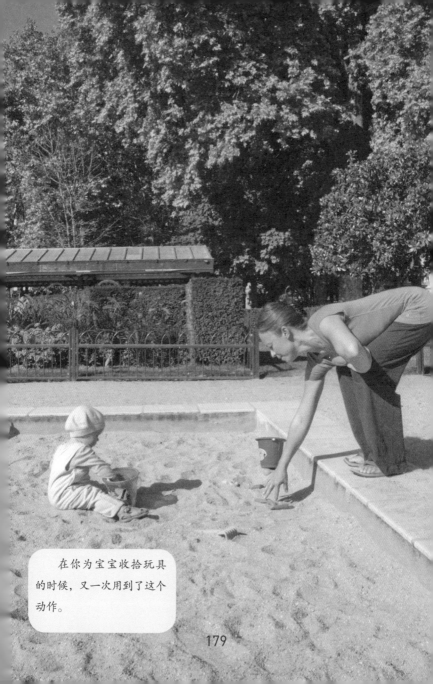

在你为宝宝收拾玩具的时候，又一次用到了这个动作。

179

67

坐蹲式

为了和宝宝保持同样的高度，蹲下是最好的选择了。这个动作在带宝宝去公园散步却找不到椅子坐下休息的情况下可以用到，它对于人体有诸多的好处，比如背部、消化系统等。这一体式主要用到的是腿部和骨盆的力量。

双腿弯曲下蹲，双手抱于膝盖上。背部挺直，脚后跟不要抬离地面。

大部分人的韧性都比较差。所以在完成这个姿势时，可以将双脚的前脚掌悬空。（如图1）

你也可以将后脚跟抬起，但这样可能会导致你的背部无法绷直。（如图3）

同样的，你也可以坐在一个台阶上或是一张小凳子上，要注意脚面和膝盖保持垂直，这样可以将身体的重量压在脚后跟上，而不是坐骨上。（如图2）

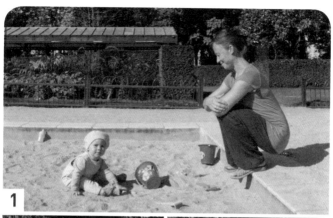

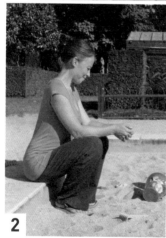 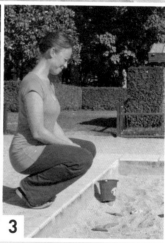

图1：背部挺直，腰部放松。

图2：坐在一级台阶上，身体的重量集中在双脚上。

图3：脚后跟抬起，这个动作需要有足够的腿部力量，和较好的平衡感。

68

半蹲式

当你想要靠近宝宝，或是给他穿衣服，又或是想让他坐在你的膝盖上（你没坐在椅子上）帮他穿鞋子时，这个动作再简单不过了。

保持站立，将一条腿向前。将另外一条腿略微向后。双腿弯曲，身体慢慢向下，前面那只脚紧贴地面，后面那只脚打弯，脚后跟抬起。后面那条腿的膝盖可以尽量放低靠近地面，就像行屈膝礼一样。这样宝宝的头转过来就可以和你亲亲了。

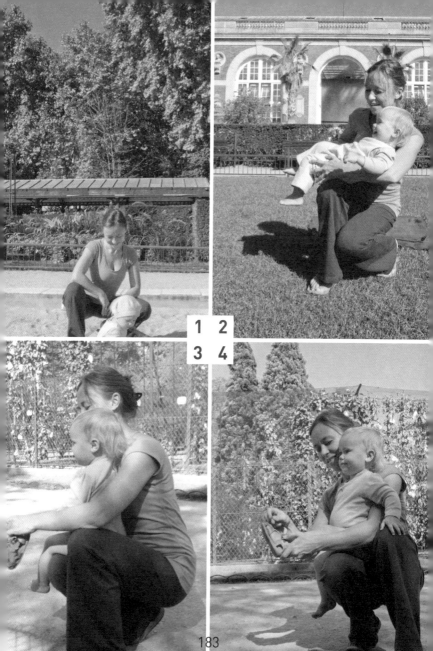

1 2
3 4

183

69

头部下垂式

当宝宝可以站立并自己开始行走的时候，你要逐渐锻炼自己的肌肉，并常常拉伸脊椎，这个体式就可以起到上述作用。动作的基本要领是双手和双脚贴紧地面，臀部抬起至半空中，整个身体拉直呈三角形。

四肢着地开始动作，双脚略微打开至与骨盆齐宽。双臂打开，双手撑于地面上，手臂伸直。

脚部紧贴地面，身体重力压在双手上。膝盖略微打开，臀部伸在半空中。

背部和手臂尽量成一条直线。腿部绷直或稍稍弯曲，但要保持背部伸直。

动作结束时，胸部慢慢贴向大腿，头部靠近地面，或是贴在前臂上。

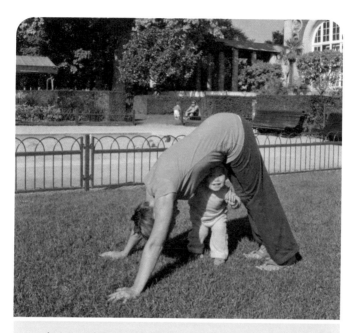

　　在你做动作时，宝宝极有可能跑过来，在你临时搭建的过道里穿来穿去。要保持好高度，不要压着宝宝。

70

椅边瑜伽

在公园里，当宝宝自己玩耍的时候，你如何利用时间场地自己练习瑜伽呢？好好利用公园里的长椅吧！

这个动作不仅可以在公园里的长椅边进行，也可以在家里的浴缸边进行。因为到这个阶段，宝宝在洗澡的时候，可以在浴缸里玩很长时间。你只需要用双眼看护好他即可，双手被完全解放了出来。

第一个动作：类似上一章节的体式（头部下垂式P.184）。双手抓住长椅的边或是靠背，双腿一直向后伸展，双脚的位置一定要比臀部靠后。双手用力，双臂伸直，腿部绷直，背部伸直。

第二个动作：基本动作和上一个动作相同。将一条腿弯曲，抬起放在长椅上，另一条腿向后绷直，脚部横放，整个动作注意保持背部挺直。

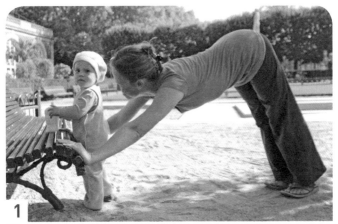

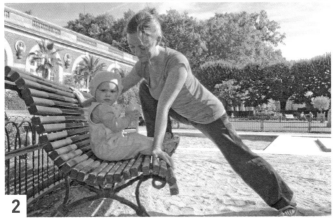

图1：双手撑在椅子上用力，臀部抬起，双腿向后绷直。宝宝一定会鼓励你的！

图2：一条腿弯曲向前，另一条腿向后伸直，这个动作能够保护你的背部不被拉伤。

71

舒适的坐姿

当宝宝在公园的沙滩上玩耍的时候，你可能要在长椅上等上相当长的时间。学会正确的坐姿，能够避免你的背部出现问题。

盘腿而坐：这个坐姿虽然简单，但是却可以很好地放松踝骨。用双脚撑起小腿肚，这样做可以起到保护膝盖的作用。（如图1）

英雄式（类似第17式 P.64）：一条腿弯曲横放在长椅上，另外一条腿弯曲呈跪式在长椅边悬空（长椅上的那只脚可以接近另外一条腿的大腿部位）。这个动作对于臀部和骨盆非常有益。（如图2）

橄榄球球员式（类似第33式 P.100）：臀部尽量向后，而上半身尽量向前倾，肘关节压在膝盖上。这个体式对于背部来说，无疑是最舒服的姿势了。（如图3）

坐蹲式（类似第67式 P.180）：双脚也放在长椅上，背部紧贴着椅子的靠背。这个姿势可以很好地放松腰部。（如图4）

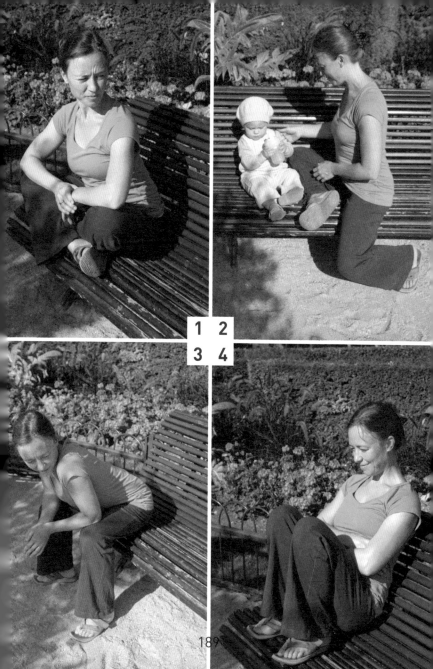

72

手部压墙式

这个姿势其实在很多时候都可以用得到，因为非常简单易做。当你打扫房间，整理物品，或是俯身想要拿东西时，这个动作随时随地都可以练习。比如当宝宝在浴缸里玩水的时候，你就可以在洗手间的墙壁上进行练习。

双脚打开约40厘米，双手抬起压在墙上。上半身俯下，双手用力压在墙上。手臂绷直，与脊椎成一条直线。臀部向高处稍稍抬起，双腿绷直，双脚用力踩在地板上。手部、臀部、脚部成三角形。

如果觉得有难度，腿部可以稍微弯曲，但背部一定要保持伸直。你也可以根据自己的身体状况和灵活程度，调整手部在墙上的高度。如果背部不适，可以将双手放高一点，如果感觉舒适的话，可以尽量将双手放低一点。

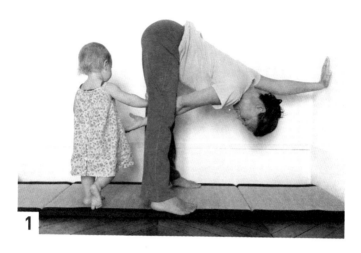

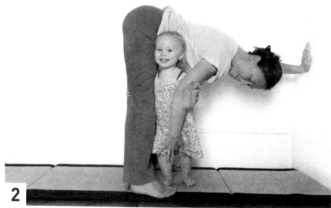

图1：会阴部位收缩，头部与脊椎成直线。双手用力压在墙上，腿部绷直，臀部抬起，背部不能拱起。

图2：让宝宝和你一起玩，可以让他穿过你搭建的小过道。

73

阅读时光

随着宝宝长大，他越来越喜欢阅读，呆在你的怀抱里，看图画书或是听一些有注解的小故事。和他共度美好时光时，一定要找一个舒服的姿势，这样到了下午或是晚上的时候，才可以避免你的背部疼痛。背部伸直，不要趴下，这样才是对的方法。

盘腿而坐是最好的选择。双腿交叉，双脚放在小腿肚上。可以在膝盖下或是背部加上靠垫，或是直接这样坐在沙发里。身子直起，你可以就这样坐上好长时间。

你也可以采取双腿打开的坐姿。这个姿势可以锻炼你的韧性。直接坐在床垫上，或是坐在一张垫子上，双腿向两侧分开，不需要过于用力伸直，你可以根据你的灵活程度调整。这个动作可以保护背部。

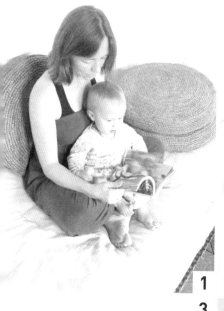

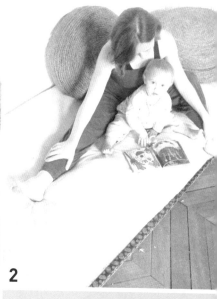

1 2

3

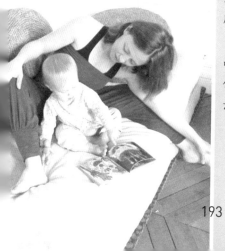

图1：当你盘腿而坐的时候，让宝宝坐在你双腿盘起的窝窝里，让他的小腿也呈蝴蝶状（双脚交叉，膝盖打开）。

图2、图3：当你双腿打开而坐时，让宝宝坐在你的双腿间，你身体下俯，贴近宝宝，但是注意不要拱起背部。

74

三角式

这个体式可以增强你腿部的韧性，也可以拉直你的背部，同时促使身体用力压在双脚上。向下俯身的动作，让你的会阴部位也向下用力。

双脚打开，双腿绷直，想要形成三角形需要双腿打开到一定程度。将双脚打开向外撇，与膝盖在一条轴线上。

身体慢慢向下俯，保持背部伸直。将双手放在大腿上，然后逐渐下滑至膝盖、踝骨，最后到地面上，双手撑在地上慢慢向前，直至背部呈圆拱形。如果背部伸直，让你感觉很不舒适的话，可以将双腿稍作弯曲。

双手向下用力，以分担腿部承受的力量，根据自己的感觉，随时调整动作。会阴部收缩，双脚用力，就好像要将双脚插入地下一样。

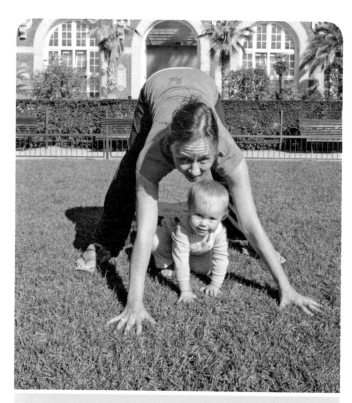

当宝宝想穿过你搭建的三角形房屋时，不要忘记亲亲抱抱他，他可以激励你更好地完成动作。

75

假眠式

这个动作可以说是瑜伽体式里最简单的动作，也可以说是最难的动作。说它简单，是因为它不需要用什么力量，说它难，是因为它要求你放下心里所有的压力。宝宝在这个方面绝对是到了最高境界,好好向他学习吧!

平躺在一张垫子上，或是直接躺在床上也可，在颈部和头部下面加一块靠垫，也可以在臀部下再加一块靠垫，以帮助骨盆放松。当然也可以在双腿的膝盖下加两块小靠垫。

双腿打开至与双臂同样宽度，双手打开，掌心朝外，放下所有的压力，从脚趾到颅骨顶端。

感受身体的每一个部位贴合地板的感觉：脚后跟、腿肚、大腿、臀部、背部、肩胛骨、肩膀、双臂、肘关节、前臂、手部、头部。

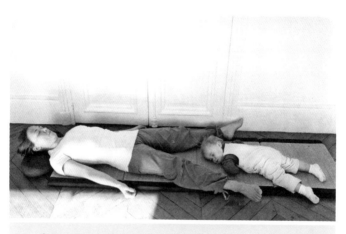

　　在宝宝午睡的时候，你自己也要好好放松一下：放下所有的
压力，就好像你的身体要在太阳下融化一样。好好享受这难得的
片刻。

76

和宝宝一起入睡

宝宝过了一岁之后，会出现各种各样的睡姿。在他睡着的时候，你为何不模仿他的姿势，一起入睡呢？下面介绍宝宝的两种睡姿。

1. 舒展式（类似第 15 式舒展式 P.60）

为了将宝宝哄睡着，你可以双腿弯曲跪在他身边，双腿压在腹部下，头部垂下安抚宝宝，臀部稍稍抬起。利用这个时间，好好放松你的背部，但是会阴部要继续收缩：因为身体重力向下，会阴部位下垂，要稍加用力进行收缩。这个时候，全身的其他部位都在放松，只有会阴部还在工作。（如图 1）

2. 蜷着腿入睡

在宝宝睡着后，紧贴着他躺下，如果想要更舒服一点，可以将双腿弯曲，在头部下加一块靠垫，以保证脊柱成一条直线。静静感受自己的呼吸，并且紧紧贴着宝宝，重新感受怀孕时他还在你肚里的感觉。（如图 2）

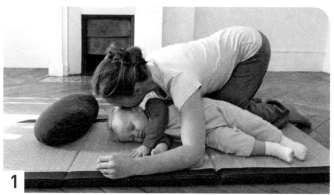

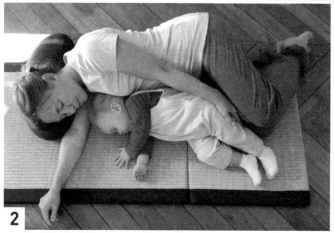

图 1: 舒展式, 双腿弯曲压在腹下, 臀部微微抬起, 哄宝宝入睡成了你很好的放松方式。

图 2: 就这样蜷着腿慢慢入睡。

18+

平衡感，翻跟头，瑜伽

等到宝宝一岁半的时候，对于你来说，差不多没有什么禁忌了。宝宝越来越自立，也越来越有平衡感。他喜欢到处去检验自己的平衡能力：椅子上、滑滑梯上、梯子上等等。但是宝宝最喜欢攀爬的还是爸爸妈妈的身体！这是肢体接触类游戏的开始，这种游戏会陪伴宝宝长大。放开手让宝宝翻跟头，但是要注意一定要用你的手臂、双腿，或是背部保护好他。和宝宝游戏时，要学会充分利用你的双手、双臂，还有坚实有力的肘关节。

要有意识地保护你的身体，尤其是腰部。你会惊喜的发现，宝宝体重增加对你和他一起做瑜伽来说并不只是负担，反而对于你纠正和调整自己的动作能起到帮助。

当宝宝在你背上的时候，要避免宝宝摔伤，同时教他通过不同的动作，爬得更高，并由此增加宝宝的乐趣。

对于宝宝来说，这个阶段主要是增强背部的力量。当他坐在童车里的时候，要记得帮他放下后面的靠背，解开不需要的安全带，尽可能释放宝宝天生的运动机能。18 个月，同样是开始模仿的年龄。和宝宝一起做瑜伽，传授他这门精美的艺术。宝宝已经开始学说话了。和他一起讨论，告诉他一些小动物的动作：狮子、猫咪、小狗、青蛙、马、大树、蝴蝶、骆驼，通过模仿这些小动物，宝宝会进步得很快，记得在做动作的时候，同时要模仿这些小动物的表情，并发出相应的叫声。

77

背部按摩

宝宝就像一只小猴子。当你把他托高的时候，他就会一直往上爬。但是为了安全起见，你要选择好姿势。

这一体式不需要你额外用力，只需平趴下来，让宝宝顺着你的背向上爬。

采用第 18 式（鳄鱼式 P.66），腹部朝下，平趴在地板上，双臂弯曲放于身体之前，头部放在双手上。全身放松，腹式呼吸，背部随着呼吸浮动。

让宝宝在你的背上从下往上爬，利用他的身体重量来为你做背部的按摩。

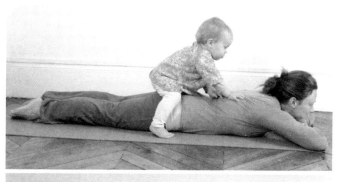

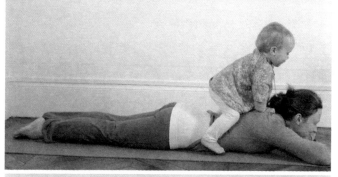

　　宝宝跨骑在你的背上，从下至上，用小手或是屁股来为你做背部按摩。宝宝身体的重量，使他就像是一个指压按摩疗法的专家。

　　指压按摩疗法：源于中国流传千年的穴位疗法，它运用手指压揉穴位，疏通经络，来缓解疲劳，减轻疼痛。

78

妈妈船

根据上一个体式，宝宝可能还可以再增加难度，继续玩平衡游戏。

为了防止宝宝摔下来，一定要用手从两侧保护好宝宝。胸腔抬起，双臂伸到背后，如果有需要的话，可以让宝宝抓住你的双手。这个体式，不仅可以让宝宝锻炼平衡感，对你来说，也是在做瑜伽。

当宝宝在你背上保持平衡的时候，你要直起背部。很快的，随着宝宝长大，他就不需要你用手保护他了，你也可以趁他为你做背部按摩的时候，好好休息一下。

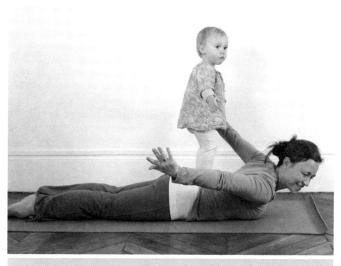

胸膛挺起，双臂向后，像鸟儿翅膀一样保护好宝宝。

79

妈妈桌

怎样能够一边做瑜伽，一边和宝宝聊天呢？没有什么比妈妈桌更简单了：用身体支起一张桌子，让宝宝坐在上面即可。

首先双腿弯曲，臀部着地，坐在地板上，双手撑于身体之后，让宝宝面向你坐在你的肚皮上。

手臂慢慢撑直，肩膀用力挺起，臀部抬离地面。

左右摇晃身体，让宝宝随着你一起晃动。当你的臀部快接近地板时，像跷跷板一样上下晃动，上来下去，如此反复。宝宝一定会很喜欢这样起伏的山脉。

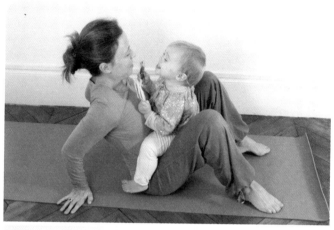

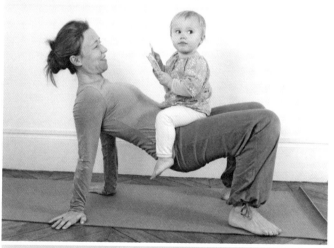

让宝宝面对面坐在你的身上，看着他，一起聊天，一起玩耍。

80

妈妈马

四肢着地可以增强你的双腿力量，但是在做的时候，注意不要拉伸背部及腹部肌肉。宝宝可以监督你做得更加到位。

首先取一条毯子，采用第 15 式（舒展式 P.60）的基本姿势，双腿弯曲并拢，臀部放在双脚脚后跟上，腹部贴紧大腿，头部下垂。

如果宝宝没在你脊背上的话，让他赶快爬上来。身体伸展，慢慢让宝宝坐在你下背部，感受他压在你身上的重量。

双手一点一点向回收，抬高身体，要尽量慢一点，好让宝宝适应。如果有必要的话，可以用一只手扶住宝宝的身体来保证他的安全。感受因为要抬起宝宝，腹部收紧用力的感觉，背部要一直挺直，不能拱起。然后再以同样的方式慢慢回到地面。

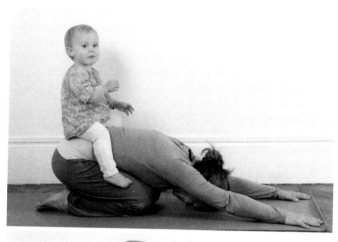

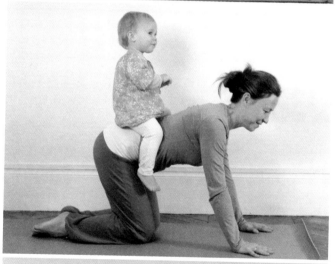

　　宝宝在被抬起的过程中，能够学会自己感觉平衡。你的背部要成条直线，同时腹部肌肉收紧。

81

一棵小树

在你的帮助下，宝宝可以爬上你的肚皮，并且站在上面。和背部相比，腹部比较容易摇晃，这样会增加难度。但是这个姿势能让宝宝开始锻炼自己的平衡感。

做这个体式的时候，你可以将双腿靠在墙上。在宝宝要摔倒的时候，能够让他扶一下墙壁。

仰卧平躺，臀部贴在墙上，双腿垂直贴在墙上或是打开贴在墙上。首先让宝宝跨骑在你的身上，如果宝宝愿意的话，可以让他慢慢站起来，**注意一定要用手扶好他**。感受腹部肌肉收紧的感觉。

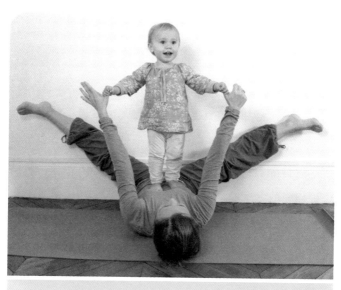

　　宝宝就像一棵成长中的小树，而你就是小树的根部，这样的姿势会让你感觉很自豪。

82

月亮上的小麻雀

月牙形的姿势，通过身体向后弯曲，可以拉伸你的身体，加强腿部力量，同时不会损伤到背部。宝宝爬上你的背部，在你用身体搭建的月牙上做只开心的小麻雀。

首先，臀部坐在脚后跟上，宝宝像一只小树袋熊一样趴在你的背上，用一只手扶住他的背部，另一只手扶在他的臀部。将一条腿慢慢向前迈，另外一条腿尽量向后延伸，但是膝盖要继续贴紧地面。

前面一只脚的脚面与后面那条腿的膝盖成一条直线。双臂向后搂紧宝宝，然后直起背部，动作完成。

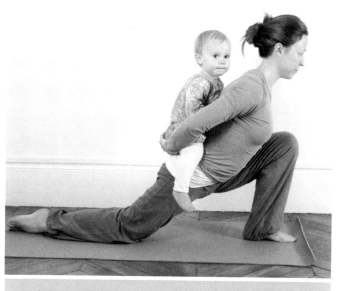

　　宝宝的体重可能会为整个动作增加一些难度，要通过调整姿势，尽可能让腰部舒适。

83

恋上瑜伽

这一体式要求身体具有一定的灵活性，如果你觉得自己，或是宝宝难以承受的话，就不要进行练习了。

取仰卧位躺下，双腿弯曲向上，贴紧腹部，如果宝宝愿意，将他平放在你的膝盖上。

抓好宝宝的双臂，然后将他慢慢地抬起来，接着将宝宝一点点移至双脚中间，用左右脚夹住他，一定要用脚紧紧地夹好宝宝的腹部和大腿根部。

一旦姿势做好了，可以将宝宝继续抬高：宝宝头朝下，用你的双手和双脚将他保护好。姿势完成后，又将他慢慢地移回至你的双腿上。

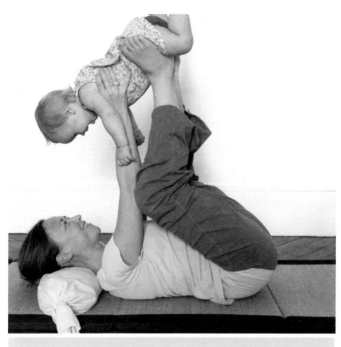

　　注视着宝宝。臀部不要抬离地面，颈部保持微微抬起。注意不能一下子将宝宝撑得很高！如果宝宝玩得开心的话，可以双腿抬起放下，反复多次。

84

独轮车式

这个姿势对于背部，从上到下都非常有益。它同样需要有一定的灵活性，同时在做的过程中，要注意不要扭伤脖子。宝宝作为一个平衡，可以帮助你背部紧贴地面，这样可以保护你的颈部，同时宝宝也可以帮你纠正姿势，做得更加标准。

取仰卧位躺下，双腿弯曲，向上抬起。扶住宝宝的小屁股，让他的身体贴紧你的双腿。

将宝宝慢慢向上举，让宝宝的小脑袋从你的腿肚中间钻过来，固定好宝宝的肩膀，你的双腿一定要夹紧宝宝。利用宝宝的重量，腿部慢慢向下。宝宝的体重帮助你拉伸腿部，同时让腿部逐渐接近上半身。

可以让宝宝跟着腿部一直向下，通过宝宝的体重调整你的姿势，要注意不要损伤到腰部。

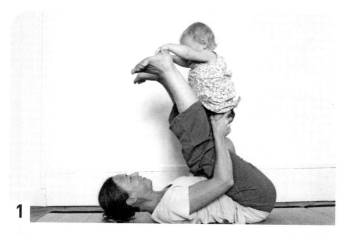

1

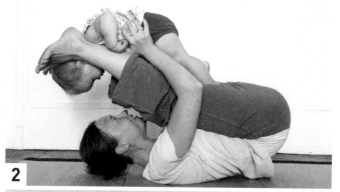

2

图1：宝宝贴紧你的腿部，然后才可以让他慢慢向下。

图2：宝宝一定会觉得很有趣，但是一定要**注意动作幅度不要太厉害。**

85

在妈妈背上翻跟头

宝宝就像是一只小鸡仔，他很喜欢在妈妈背上翻跟头。这时，你要用你坚实的臂膀保护好他。

基本姿势参考第 15 式（舒展式 P.60），跪在地上，双腿弯曲紧贴腹部，双臂紧贴地板，头部下垂。宝宝一定很喜欢爬到你背上，并且从一侧翻下来。（如图 1）

接着你抬起身子，从侧面赶快扶住宝宝。（如图 2）用一只手臂牢牢扶住宝宝背部。（如图 3）另外一只手扶住宝宝的后脑勺。（如图 4）你完全直起身体，动作完成。

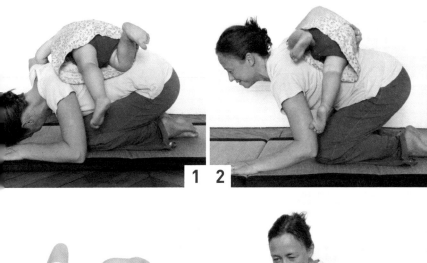

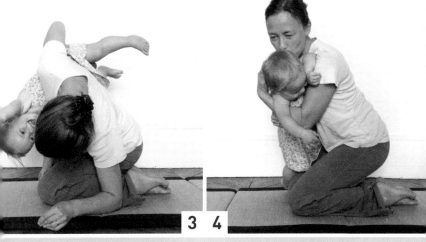

图1、图2、图3：让宝宝自己爬。你只需用手扶好宝宝的背部。同时帮助宝宝从你的背部翻下来。

图4：在另外一只手的协助下，让宝宝回到你的胸前。

86

爬上妈妈的身体

这个动作可以很好地培养宝宝的平衡感，同时对于增强你的背部及腰部力量也非常有益。

双膝着地，跪在地上，让宝宝也一起参与进来，用你的双手抓牢宝宝的双手及手腕。

宝宝一定会毫不犹豫地撑住你的双手往上爬。（如图1）让他踩着你的大腿向上攀登。（如图2）接下来一步踩在你的胸部。（如图3）最后到达此次攀登的顶峰：你的肩膀上！（如图4）

用利用腹部的力量，背部挺直，不要弓背。

下来的时候，让宝宝的小屁股先着地，你再扶他下来。

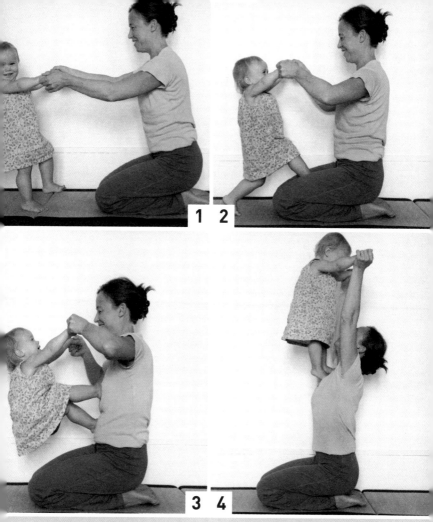

图 1：宝宝很喜欢爬上妈妈的身体。

图 2：上坡的路，刚开始相对简单！

图 3：然后慢慢变得难起来！

图 4：爬上顶峰，风景独好！

87

冲锋啦!

这个体式和上一个基本相同，但比上一个稍微复杂一些，因为你不是坐着了，而是站着。仍然是锻炼宝宝的平衡感，同时增加他的力量，你的腿部和背部需要用力协助他完成动作。

首先以座椅式（第 31 式 P.96）开始，腹部用力，双腿并拢弯曲，就好像你要坐在一把椅子上。

抓牢宝宝的双手和手腕，让他开始爬。尽量向下蹲点，以保证宝宝的一只脚可以踩在你的膝盖上。（如图 1）

拉着宝宝用力，让他的另外一只脚也踩上你的膝盖。（如图 2）

当你觉得宝宝爬得足够高，已经贴紧你的身体时，一只手仍然拉着宝宝，而一只手赶快去搂住他的背部。（如图 3）

最后用双手完全抱好宝宝，再慢慢直起身体。（如图 4）

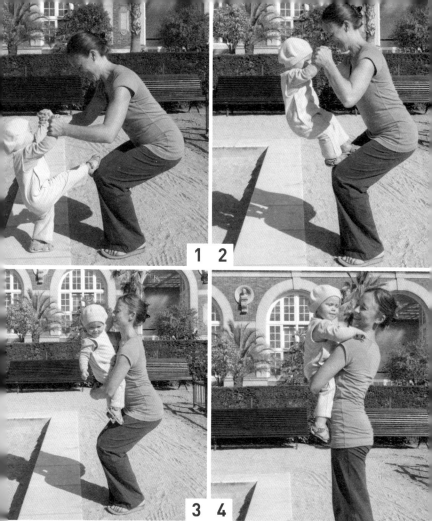

图1：宝宝蹬上一条腿。

图2：宝宝双脚都踩上你的膝盖。

图3：一只手从后面搂住宝宝。

图4：将宝宝完全抱于怀中，你的身体直起。

88

头部垂下式

这是另外一个宝宝很喜欢翻跟头的姿势。当宝宝向下翻的时候，你要站稳一些，并且背部挺直。

首先你自己保持站姿，宝宝站在你面前，他的脸刚好贴在你的大腿上，这个姿势应该是他需要保护或是躲避什么时常常会做的。

俯下身子，背部挺直，宝宝的小脑袋抵在你的腹部。双手和手臂护好宝宝的臀部和腹部。（如图1）

将宝宝慢慢颠倒抱起来，头部朝下，双腿向上。将宝宝臀部贴在你怀里，双手搂紧，然后左右摇晃。（如图2）

你也可以就这样倒着抱宝宝走几步，如果他喜欢的话。

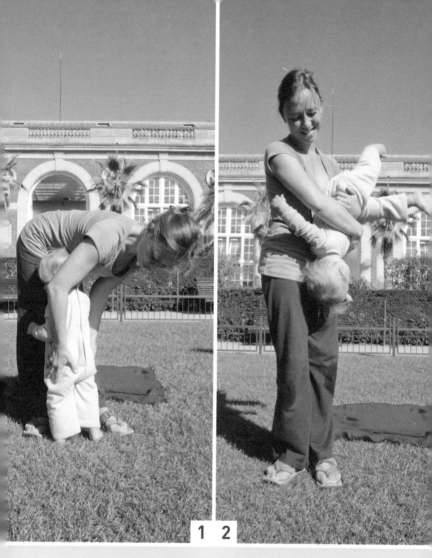

1 2

图 1：弯下身子，背部挺直，接近宝宝，双手抓牢他的臀部。

图 2：将宝宝搂紧在怀里，双手大概搂在宝宝臀部的位置，然后慢慢挺起身子，宝宝就是倒着在观察世界，一定非常有趣。

89

翻身式

这个动作可以让宝宝绕着你的身体跳华尔兹。它能锻炼宝宝的平衡感，训练他的前庭系统，并且让宝宝感受到足够的空间感。通过你双手和背部的力量，宝宝就处于 3D 世界中了。

首先膝盖着地，跪在地上，臀部贴着脚后跟，宝宝坐在你的大腿上。双手从后面抓牢宝宝的臀部（即宝宝的髂嵴部位）你也可以紧紧抓牢宝宝的衣服，这样可以保证他不会滑落下来。（如图 1）

将宝宝轻轻举起来，向前举高。（如图 2）利用腹部的肌肉，注意不要弯腰弓背。

宝宝的头部稍低，将他的身体举起来从你的肩膀上丢过去。（如图 3）然后用一只手臂从后面弯过去，护住宝宝的臀部和腿部。（如图 4）最后你的身体向前俯一点，好让宝宝完全趴在你的背上。

髂嵴：髂骨翼的上缘，其前端的突起称髂前上棘，后端突起称髂后上棘。

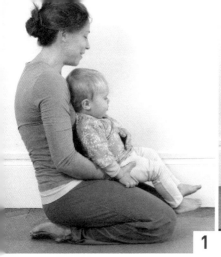
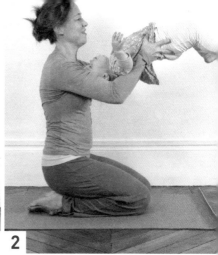
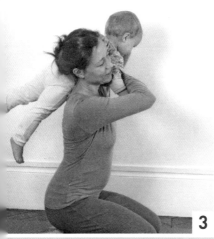
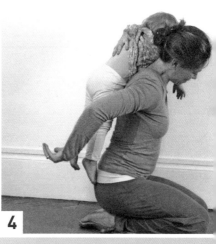

图 1：将宝宝搂在你的怀里，双手抓牢他的髋关节。

图 2：双手伏在宝宝的骨盆两侧，然后轻轻地将他举到半空中。

图 3：让宝宝翻过你的肩膀。

图 4：一只胳膊从后面保护好你的小体操运动员，让他安全地趴在你的背上。

90

半空翻转

如果上一体式（翻身式 P.226）你和宝宝可以很好完成的话，那你们就可以尝试接下来这一体式了。还是同样的训练，只是要站着进行的。如果你和宝宝觉得有什么不适，就不要继续了。也许对于宝宝来说，他并不喜欢这样有难度的翻转。这个体式在你想要把他背到背上时，也可以用的到。

首先保持站姿，宝宝面向前方，将你的双腿打开弯曲，臀部微微向下，身体俯向宝宝。（如图1）

紧紧抓牢宝宝的髋关节和背部。将宝宝头朝下，脚朝上，一下子提起来。（如图2）

然后再让他翻过你的肩膀。（如图3）

抽出一只手后面抓住宝宝的臀部，另一只手从上面扶住宝宝的背部。上面的这只手再慢慢地滑到宝宝侧面扶好宝宝的下背部。（如图4）

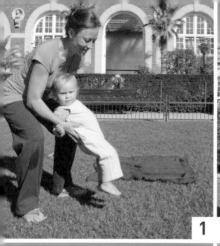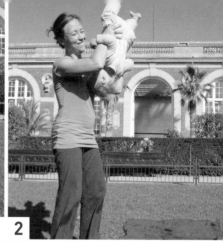

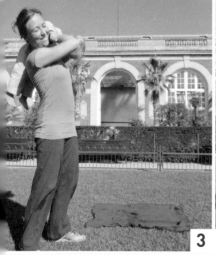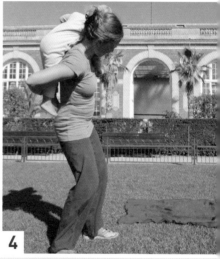

图1：抓好宝宝的背部和胯关节。

图2：抓牢他，将他倒提在空中。

图3：让宝宝翻过你的肩膀，趴在你的上背部。

图4：一只手扶在宝宝的背部和臀部下面的位置，另一只手从侧面抓牢他。

229

91

青蛙式

这个体式可以锻炼你的腿部肌肉，培养平衡感，同时增加你髋关节的灵活度。宝宝趴在你背上的重量要求你背部保持挺直。不能出错哦！

首先让宝宝趴在你的背上，你的一只手扶好他的背部，另一只手扶在他的臀部下。身体慢慢向下前倾，利用宝宝的重量调整背部，保持平直。你的双臂绕到后面，也可以帮助你打开胸腔，防止驼背。（如图1）

双腿弯曲，背部与地面平行。保持这个姿势持续一会儿。（如图2）

然后双腿弯曲屈下，就像青蛙一样。要注意背部挺直（如果有需要的话，可以将脚后跟稍稍抬起），这个动作有一定的难度。（如图3）

慢慢地将一只手（或者两只，根据宝宝的平衡感）放到身体的地面上，膝盖刚好挨着手臂，宝宝就可以自己滑下来了。（如图4）

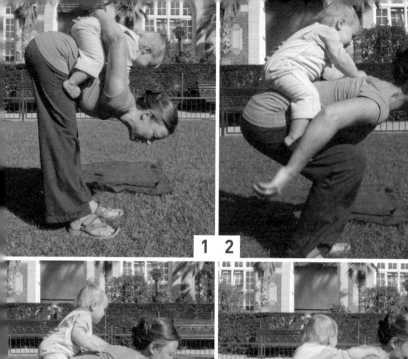

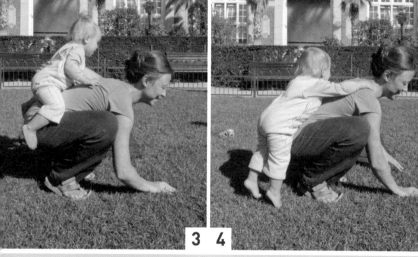

图1: 宝宝卧在你的背上，你可以根据他的重量调整你的姿势。

图2: 为了保证宝宝的平衡，一定要注意背部挺直。

图3: 青蛙式。

图4: 宝宝只需要自己滑下来，就可以跑开了。

哺乳与瑜伽

合适的姿势

哺乳要持续相当长的一段时间，有时候可能要超过一年。因此采取合适的姿势非常重要。呼吸自由、动作简单易做是先决条件。动作虽然简单，但一定要能够保护背部，且能达到全身放松的效果。不论白天还是晚上，坐着还是睡着，家里还是公园的长椅上，借助靠垫还是没有靠垫，只要是让你感觉舒适的都可以。有一些哺乳的姿势，在生产完的最初几周就可以采用，其它的姿势，则要等宝宝稍微大一点才可采用。

合适的衣物

为了使你能够顺利地采用任何的姿势，请不要去理会旁人的不解和眼光，同时做好一切准备。

选择方便于哺乳的衣物：如衬衣、宽松的背心、V字领的毛衣等等。

选择不带金属条且没有任何加固物体的胸罩，要选择胸部下面边比较宽的、棉布的，且方便于袒露胸部的胸罩。好的胸罩，可以适合各种哺乳姿势，即使是在夜里，也便于女性活动。

92

水平式哺乳

如果你想要更舒服一点，可以躺着为宝宝喂奶，这样可以减轻会阴部位的负担，让你感觉相对轻松，尤其是在夜里。

将一个垫子放在背部后面，另外一个枕在头底下，膝盖弯曲可以让你放下压力。将宝宝贴在你的怀里，吃靠里边乳房的乳汁。你也可以将靠里边的臂膀枕在头底下，这样背部会得到放松。宝宝吃奶也会比较方便。

如果想要换一边乳房给宝宝喂，不需要和宝宝一起翻身，只需身体挪动，让宝宝的嘴巴能够够到靠上的乳房就可以了。如果觉得上面的右臂有些碍事，可以放在宝宝身上，或者放到你头顶的垫子上。整个身体四周因为都靠稳了，所以不会觉得太累。

你也可以在宝宝身边放一块小垫子，这样他的身体也能保持平稳了。

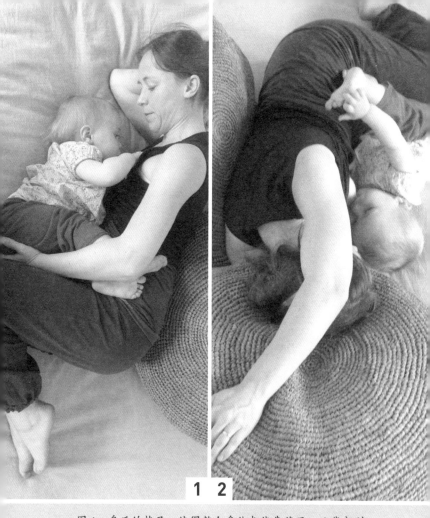

1 2

图 1：身后的垫子，使得整个身体都能靠稳了，从背部到脖子。单腿或者双腿的膝盖弯曲，使你不用翻身，就可以左右乳房交替给宝宝喂奶了。

图 2：上面的手臂放在身上会觉得有点沉，你可以环抱着宝宝，或者直接放到头顶的垫子上。

93

侧倾式哺乳

在一整天的哺乳过程中，不可能只采用水平式，而且它也不适合常常会反胃吐奶的宝宝。所以你可以采用侧倾式。躺在一块垫子上，身体向前倾斜大概 30 度左右（或者前倾幅度更大一些）。这个动作也可以在沙发上进行。

宝宝吃奶的时候，和他一起躺在垫子上。你的头部可以枕在下面的手臂上。另一只手臂环抱着宝宝。这个姿势因为你的身体靠在一个垫子上，所以背部可以完全放松。宝宝呢，也靠在垫子上，喝奶的时候感觉更加舒服，而且可以减少吐奶。

当然了，如果你想要让宝宝换吃另一侧的乳房，也同样可以利用上一体式的方法，无需翻身，挪动身体，让宝宝的嘴巴可以够到你的乳房即可。

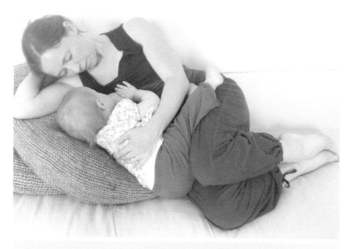

侧倾式时，宝宝的姿势很舒服，你也能得到很好的休息。

哺乳与瑜伽

94

后仰式哺乳

如果你不喜欢躺着喂奶，或者你想要身体从脚到头都得到放松，那么这个体式对你和宝宝都是很好的选择。事实上，如果你的奶水非常多的话，这个姿势也可以控制喝到宝宝嘴里的奶量。如果宝宝喝完奶了，也可以采用这个体式，帮助宝宝打嗝。

身体向后仰靠在垫子上，头部也靠在上面。这个动作在沙发上，或是床上都可以做。将宝宝平搂在怀里，紧贴着你的腹部（有需要的话，也可以在胳膊下加垫子），让宝宝贴近你的一侧乳房，屈起一条腿，这样你可以坐得更稳，也可以将宝宝拥在你怀里。

一旦宝宝吃饱了，就让他松开乳房，然后让宝宝轻轻靠在你的肩膀上，不要轻拍或是活动他，只需要轻摸他的背部即可。

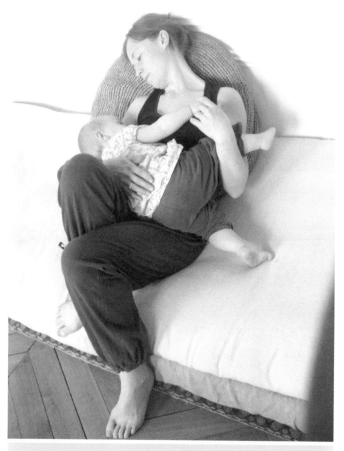

身体靠在垫子上，单腿弯曲，这个动作会让你觉得很轻松。
宝宝贴怀里吃奶，可以避免奶水太快灌进他嘴里。

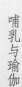

哺乳与瑜伽

95

盘腿哺乳

盘腿而坐不论是在瑜伽中，还是在哺乳的时候，都是非常常见的动作，下面的几点建议可以使你在哺乳时更加舒适，同时避免拉伤背部。

哺乳时，不要把宝宝搂紧在你怀里，因为这样会伤到你的斜方肌，尤其是宝宝还很小的时候。你可以在背后靠一块哺乳垫，或是把它放在宝宝身下，这样宝宝就会离乳房更近一点，吃起奶来就不会吃力了。

你也可以只在膝盖下放一块垫子，宝宝同样可以离乳房近一些。

当宝宝长大之后，横抱在怀里吃奶可能会比较困难。这时你可以让宝宝跨骑在你身前，贴紧你的腹部，你用双臂环抱好他，便可以开始哺乳了。

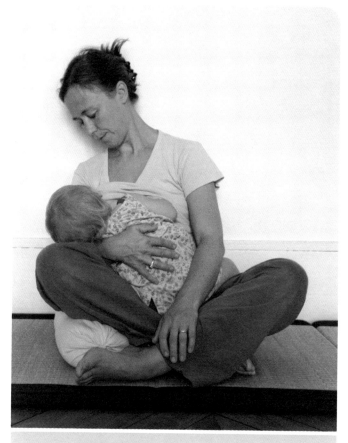

如果你没有哺乳垫的话，也可以直接在膝盖下放一块靠垫，便可以撑起宝宝，让他离你的身体更近一点。宝宝跨骑在你身前吃奶的时候，想要换到另外一侧乳房，反而更加简单。

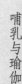
哺乳与瑜伽

96

环抱式

如果你没有哺乳垫的话，也可以依靠自己的手掌和手臂。双手环抱，抱起膝盖，同时撑起宝宝，这时你的背部也是直起的。

坐在地板或者沙发上，如果有需要的话，靠在靠背上，双腿交叉，盘腿而坐。一只脚平放在地面上，膝盖稍稍抬起。双手交叉环抱着抬起的膝盖，双臂尽量伸直，这时宝宝便可以毫不费力地吸到乳头了。（如图1）

用手交叉抱牢抬起的膝盖，把宝宝放在你双腿的窝窝里，贴紧你的身体即可。（如图2）

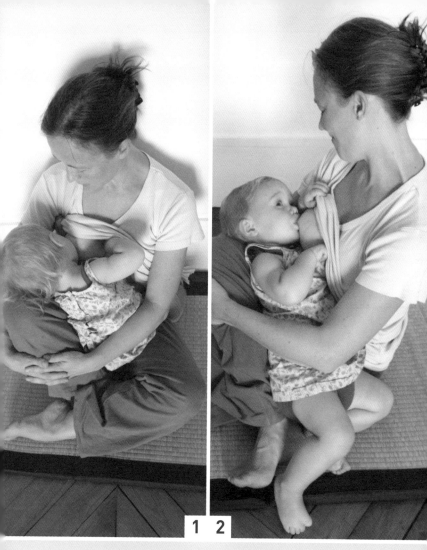

图1：盘腿而坐，宝宝呆在你双臂和双腿搭建的蚕茧里。

图2：一条腿向内弯曲抬起，不需要靠背，不需要靠垫，你的背部就可以挺直，宝宝吃奶很方便。挺起胸膛，手臂伸直。

97

奶牛的头

这个姿势也叫做"奶牛的口鼻"（双腿膝盖可以看做奶牛的口鼻，双脚可以看做牛角）。它是一个对骨盆、髋关节、背部都非常有益的姿势。做的时候，脊椎成直线，可以说是哺乳的最好选择。这个体式对髋关节的灵活度有一定的要求。如果觉得自己灵活性不好的话，就在屁股下放一块垫子。

将宝宝抱在怀里，坐在地板上，双腿于身前交叉，一条腿置于另外一条腿之上，双脚的脚后跟靠近臀部。臀部则直接坐在地板上，或是坐在一块垫子上。

让宝宝躺在上面那条腿的膝盖上，吃同侧的乳房。你也可以用双手抱牢膝盖，这样宝宝可以离你的身体更近。（如图1）

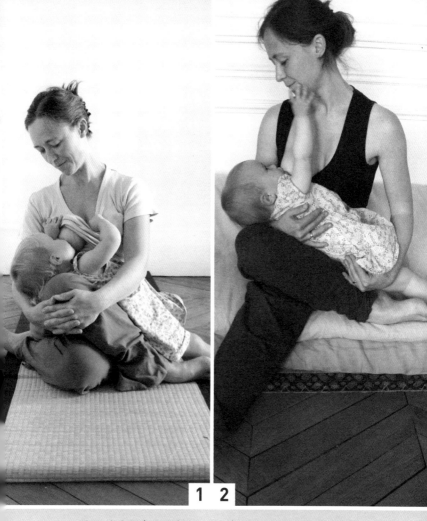

图 1：宝宝拥在你的膝盖和上半身之间，你的背部是挺直的，髋关节和腰部都很舒适。大概 5 分钟之后，换另外一条腿置上，宝宝也换至另一侧乳房吃奶。

图 2：一条腿伸直，另一条腿弯曲盘起。

98

妈妈双腿打开，宝宝骑跨

这个体式不仅可以让腿部更加灵活，而且能够拉伸背部。它适合于一直母乳喂养的宝宝，并且宝宝不能少于8个月龄。

坐在地板上，双腿完全打开。身前放一块垫子，让宝宝坐在你面前，并且双腿分开跨骑在你的身上，两腿分别放在你的腹部两侧。将一侧乳房放在宝宝嘴里，把宝宝坐垫拉近你的身体，并且保持你的背部伸直。（如图1）

如果还是觉得吃力的话，可以在宝宝的身体下再放一块垫子。将你的一只手撑在地板上，另一只手放在宝宝身上。（如图2）

当宝宝享受奶水的时候，你可以好好享受一下全身舒展的轻松。

你也可以将一条腿弯曲，然后把垫子放在膝盖上，再让宝宝枕在上面。这个姿势对灵活度的要求相对较低，但是要求髋关节足够柔软。

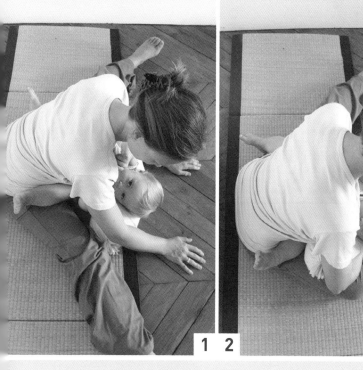

图1：双腿打开，双手撑在地板上，背部挺直，胸腔弯向宝宝。双腿打开时不要过分用力。

图2：一条腿弯曲，将靠垫放在腿上，宝宝枕在靠垫上。

99

半蹲式哺乳

为了让宝宝离你更近一点，可以利用膝盖。而且半蹲式也不会损伤背部。从宝宝需要哺乳开始，你就可以采用这个姿势。

这个动作可以在儿童成长椅上、坐垫上，或是低搁脚凳上（大概要 15 厘米的高度）进行。

蹲下，脚后跟贴近臀部，膝盖微微向前。将身体的大部分重量压在双脚上，而不是坐骨上。膝盖分开，这样才会有足够的空间让宝宝躺在中间。调整好双腿，以便更舒服地蹲着。

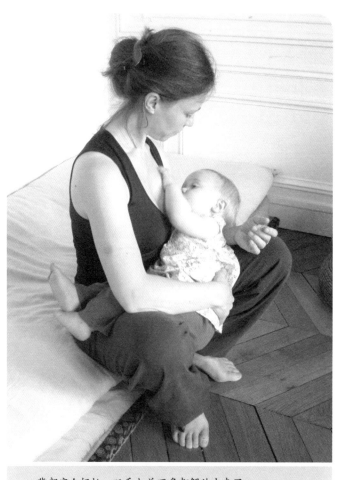

背部完全轻松，双手也差不多都解放出来了。

100

长椅上喂奶

在公园长椅上喂奶非常舒服。以下的这几个体式都可以采用。

英雄式（参考第 17 式英雄式 P.64）：侧坐在长椅上，一条腿放在长椅外，脚踩在地面上，另一条腿弯曲，膝盖靠在椅背上，脚搁在长椅上。宝宝躺在膝盖的"窝窝"里，便可以吃奶了。

奶牛式（参考第 97 式奶牛的头 P.244）：双腿交叉，一条置于另一条之上，上面那只脚靠在长椅上，用手抓住脚踝，注意这只脚不要悬空（悬空会比较吃力）。让宝宝躺在膝盖上，便可以吃奶了。

半蹲式（参考第 68 式半蹲式 P.182）：半蹲在长椅上，背部贴着椅背，双脚踩在椅子上。将宝宝抱在怀里吃奶。

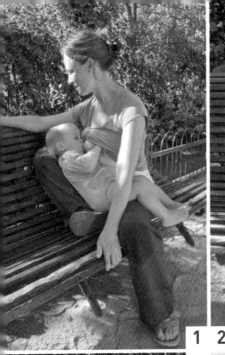
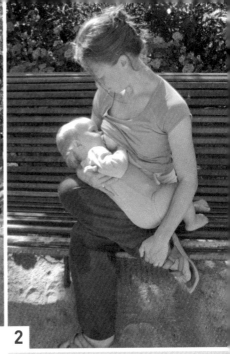
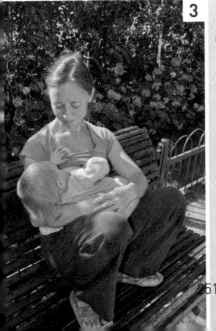

图1：英雄式，妈妈相对比较自由。

图2：奶牛式，宝宝躺在膝盖的"窝窝"里，宝宝和妈妈都感觉比较舒适。

图3：半蹲式：当宝宝享受美食的同时，你可以欣赏远处的风景。

图书在版编目（CIP）数据

妈妈抱抱之亲子瑜伽 ／（法）迪穆泰，（法）比赞著；赵娟译.
—南京：译林出版社，2016.3
ISBN 978-7-5447-5133-9

Ⅰ.①妈… Ⅱ.①迪… ②比… ③赵… Ⅲ.①瑜伽-基本知识
Ⅳ.①R247.4

中国版本图书馆CIP数据核字（2014）第269351号

100 POSTURES DE YOGA AVEC MON BEBE
Copyright 2010 by Editions Nathan, Pairs-France
著作权合同登记号　图字：10-2013-507号

书　　名	妈妈抱抱之亲子瑜伽	
作　　者	〔法国〕索菲·迪穆泰	
	〔法国〕艾米丽·比赞	
译　　者	赵　娟	
责任编辑	王振华	
特约编辑	金佳玮	
出版发行	凤凰出版传媒股份有限公司	
	译林出版社	
出版社地址	南京市湖南路1号A楼，邮编：210009	
电子信箱	yilin@yilin.com	
出版社网址	http://www.yilin.com	
印　　刷	三河市冀华印务有限公司	
开　　本	787×1092毫米　1/32	
印　　张	8	
字　　数	125千字	
版　　次	2016年3月第1版　2016年3月第1次印刷	
书　　号	ISBN 978-7-5447-5133-9	
定　　价	36.80元	

译林版图书若有印装错误可向承印厂调换